プロローグ
ただ温かいものを食べるだけでは、腸も体も温まらない！

私はこれまで35年近くにわたり、5万人以上の大腸内視鏡検査を行い、腸を診てきました。その経験から、日本人の腸にかかるストレスは年々悪化してきていると感じています。一番深刻なのが「冷え」によるストレスです。

近年の健康ブームで腸に関心を持つ人が増え、「腸活」という言葉が提唱されたり、「腸内環境を整える」という謳《うた》い文句の健康食が流行したりしています。しかし、肝心の腸が冷えきって動きが停滞している（腸冷《ちょうび》え）と、あまり効果が期待できません。

私は、クリニックを受診された患者さんにもご協力いただき、具体的にどうしたら腸を温めることができるか、数々の検討を行ってきました。この本では、そうした私の研究に基づき、腸冷えを改善し、腸から体を元気にする健康習慣をご紹介します。

このちょっとした違いで腸は冷えていく

冷子さんの一日

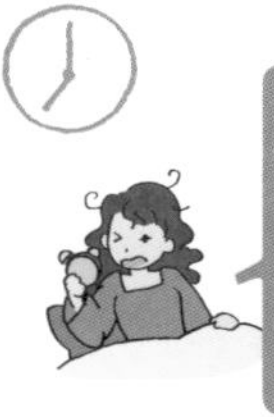

寝坊して時間もないので、急いで出勤

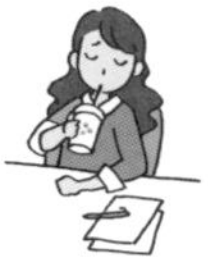

朝ごはんはコンビニで買ったスムージーを会社で飲む。もちろん朝ゆっくりトイレに行く時間はない

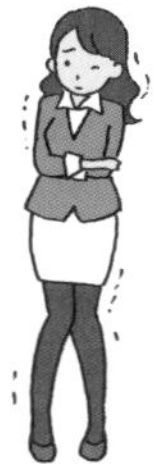

服装はスカートが基本。ストッキングだけでは足元は冷えるけどしかたない……

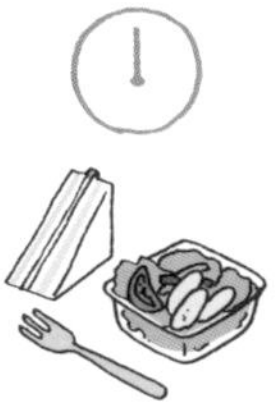

昼ごはんは美容とダイエットを意識してサラダとサンドイッチ

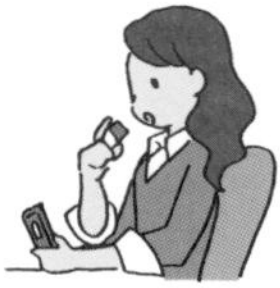

お昼が少なかったから、夕方お腹がすいたのでチョコレートをつまみ食い

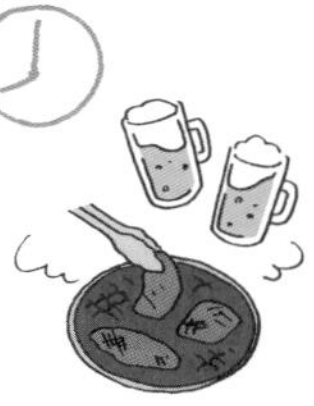

夜ごはんは飲み会で焼き肉とビール。糖質オフダイエット中だからごはんは食べない

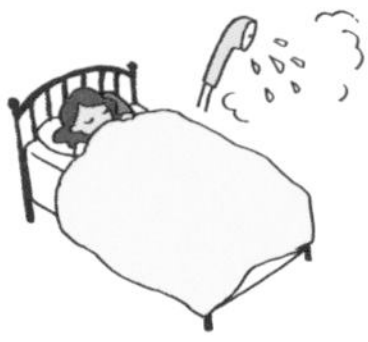

夜遅く帰宅。疲れているからシャワーだけ浴びて就寝

今まで便秘外来に訪れた患者さんの典型的な生活習慣と、私が患者さんにおすすめする生活習慣を比べてみました。
この違いが、どれほどからだに影響するのか、これからお伝えしていきます。

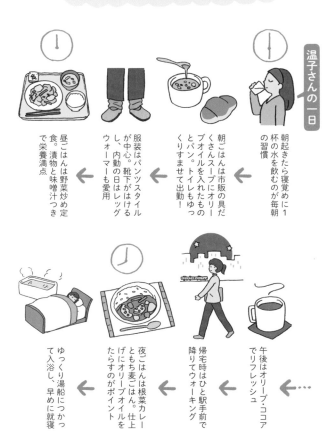

温子さんの一日

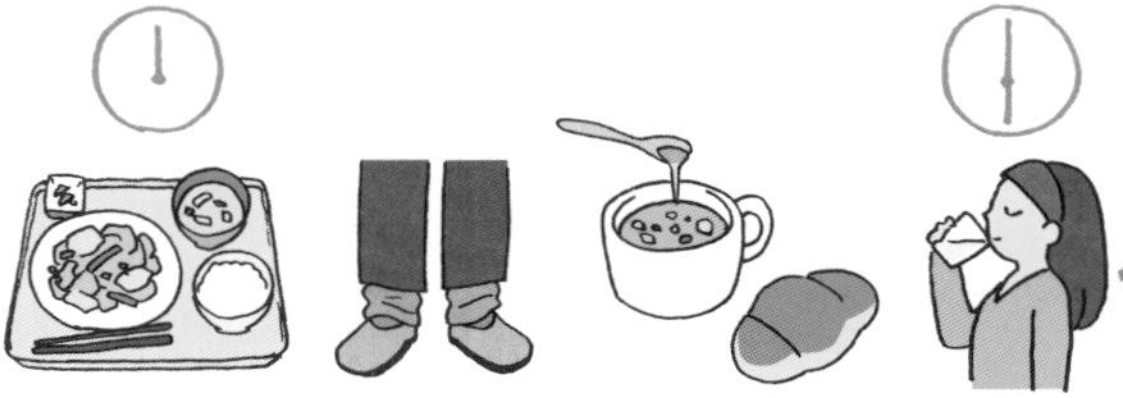

朝起きたら寝覚めに1杯の水を飲むのが毎朝の習慣

朝ごはんは市販の具だくさんスープにオリーブオイルを入れたものとパン。トイレもゆっくりすませて出勤！

服装はパンツスタイルが中心。靴下がはけるし、内勤の日はレッグウォーマーも愛用

昼ごはんは野菜炒め定食。漬物と味噌汁つきで栄養満点

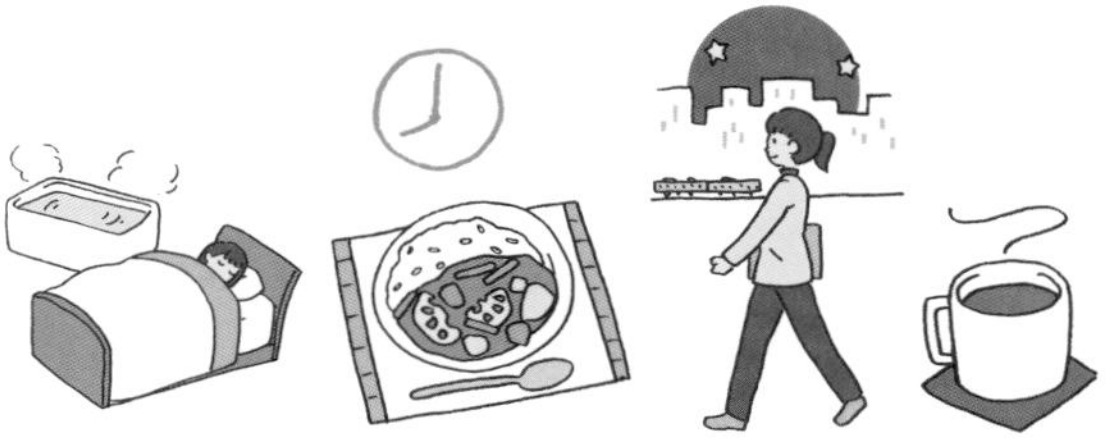

午後はオリーブ・ココアでリフレッシュ

帰宅時はひと駅手前で降りてウォーキング

夜ごはんは根菜カレーともち麦ごはん。仕上げにオリーブオイルをたらすのがポイント

ゆっくり湯船につかって入浴し、早めに就寝

健康ブームの一方で、腸ストレスは悪化中

暑い夏がやっと終わったと思ったら、秋があっという間に過ぎ、一気に気温が下がって冬になる。そんな気候が続き、悲鳴を上げている人も多いでしょう。夏なら大丈夫かというとそんなことはなく、ずっとクーラーの冷風にさらされているためか、冷えからくるお腹の不調を訴える人が後を絶ちません。

こうした急激な気温の変化についていけないのは、内臓も同じです。私は**「10度の法則」**と呼んでいますが、**室内と外の温度差が10度を超えると、急激な寒暖差で、腸が冷えてしまうのです**。それによって腸の動きが悪くなるために、便秘などに悩まされて、私のクリニックを受診する人が増えています。

腸を冷やす要因は、気温や室温だけではありません。食生活の乱れや薄着、自律神

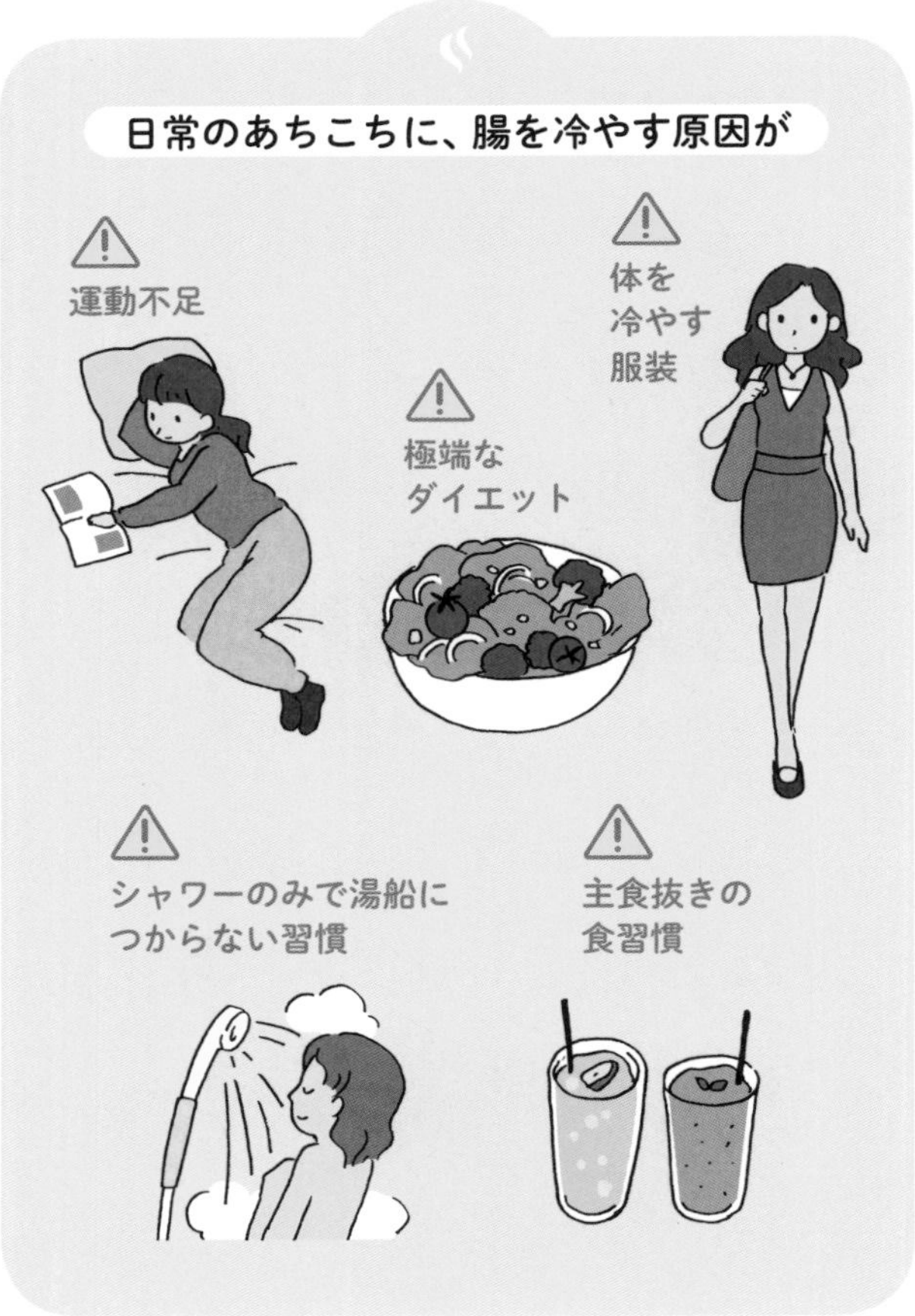
日常のあちこちに、腸を冷やす原因が
運動不足
体を冷やす服装
極端なダイエット
シャワーのみで湯船につからない習慣
主食抜きの食習慣

経の変調なども腸の冷えを招きます。

無理なダイエット。おしゃれだからと着ているミニスカート。寒いからといって部屋でゴロゴロして過ごす生活。時間がないからとシャワーしか浴びない習慣……そういった小さな積み重ねが腸の不調を招き、便秘や下痢、肌荒れから生活習慣病まで、さまざまなトラブルや病気へと発展することもあるのです。

一方で、健康への意識が高く、「腸内環境を整える」食品やダイエットを実践している人もいますが、**巷《ちまた》にあふれる健康法やダイエット法の中には間違った知識も多く、逆に腸を冷やしていることも少なくありません。**


POINT!

・室内と外の温度差が10度を超えると腸に危険が！
・夏でもクーラーの冷気で腸は冷えている
・食事や服装など生活習慣も冷えの原因に！

何をどう食べるかで腸の温度は大きく変わる

生活習慣の中でも、「食」は腸の健康にとって最も大切な要素です。とくに大腸のはたらきを活発にするために欠かせないのが、朝食です。朝は、大腸が内容物を排泄《はいせつ》するために押し出す「ぜん動」運動の中でも、最も大きな「大ぜん動」が起きやすい時間帯。そこに**朝食をしっかり食べることで、胃から大腸へ刺激が伝わり、排便を促すことができる**のです。

この大切な朝食に、どのような食べ物・食べ方がよいのかを検証するため、フジッコ株式会社と共同で、食べ物と腸の温度の関連性を調べてみました。

11ページの図は20代の女性が朝食に①豆や雑穀、野菜が入った具だくさんスープを飲んだ場合と、②具のないコンソメスープを飲んだ場合の、食後の腹部の温度変化を

示すサーモグラフィー画像です。

①は食後30分、60分、120分と時間が経過するにつれ、上半身全体の温度が上がっている（赤くなっている）のに対し、②は食後30分をピークにだんだんと温度が下がっているのがわかります。また、上半身の末端である手の温度を見ても、①のほうが断然、温め力が高いことがわかります。

つまり、ただ温かい飲み物を飲めば温まる、というわけではなく、**食物繊維たっぷりの具材をしっかり食べることが、胃腸のみならずからだ全体を、長時間にわたって温める**ということが判明したのです。

POINT!

- 朝は大腸がはたらく時間帯
- 朝食を食べると排便がスムーズに
- 食物繊維をしっかりとると腸が温まる

具だくさんスープとコンソメスープの温め効果

❶ 具だくさんスープを飲んだ後

摂取前　30分後　60分後　120分後

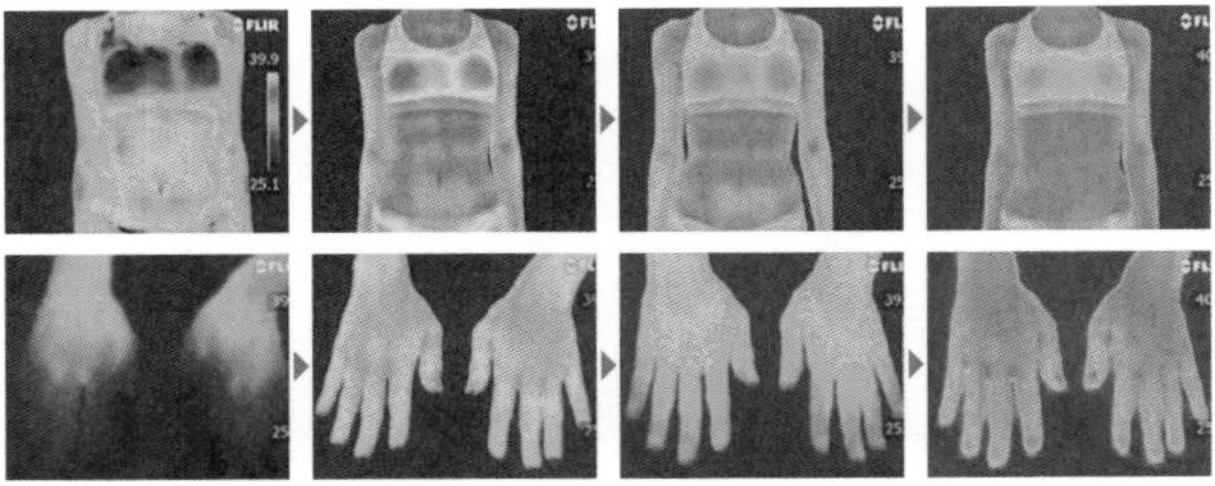

❷ コンソメスープを飲んだ後

摂取前　30分後　60分後　120分後

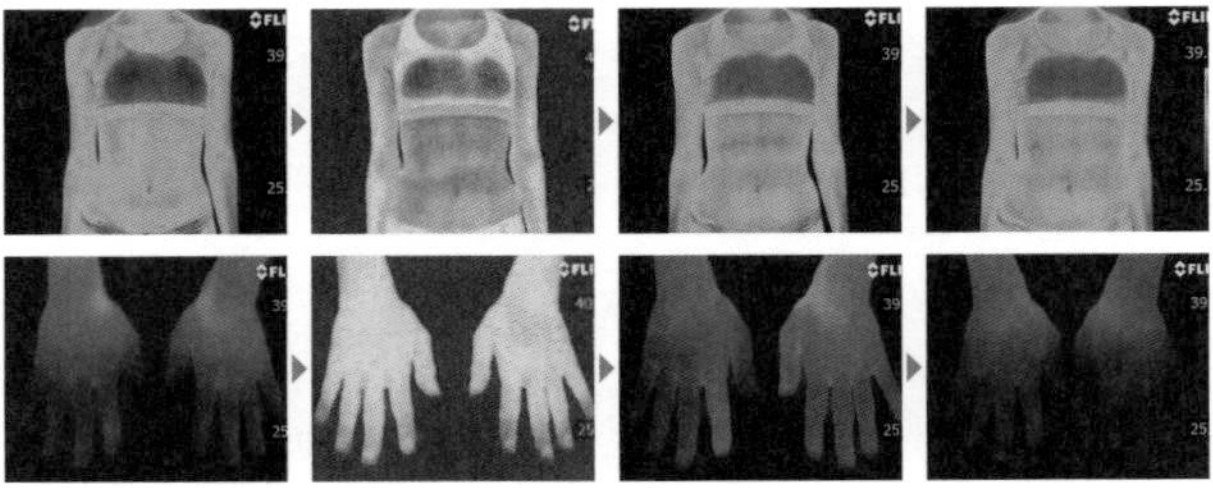

お腹ポカポカが長く続く「ひと工夫」とは！

さらに、日清オイリオグループ株式会社の研究所でこんな実験も行ってみました。

①ミネストローネ３００㎖に対してエキストラバージン（略称：ＥＸＶ）オリーブオイルを10㎖程度、スープを飲む前にまわしがけした場合と、②そのまま飲んだ場合、それぞれ飲んだ直後から30分ごとに体温を測り、体温上昇の様子を比べてみました。

左ページの図を見ると、②は徐々に体温が上がっていくものの、スープを飲んだ90分後あたりから、体温が下がってしまいます。一方、①は飲んだ直後から②よりも体温が上がっているうえ、１２０分経過後も高温をキープしています。

これを見ると**ＥＸＶオリーブオイルを入れたアツアツのミネストローネには体温を上昇させ、さらに長時間高い温度を保つ効果がある**ことが一目瞭然です。

EXVオリーブオイルの驚きの保温力

❶ ミネストローネにEXVオリーブオイルを入れて飲んだ後

飲んだ直後　30分後　60分後　120分後

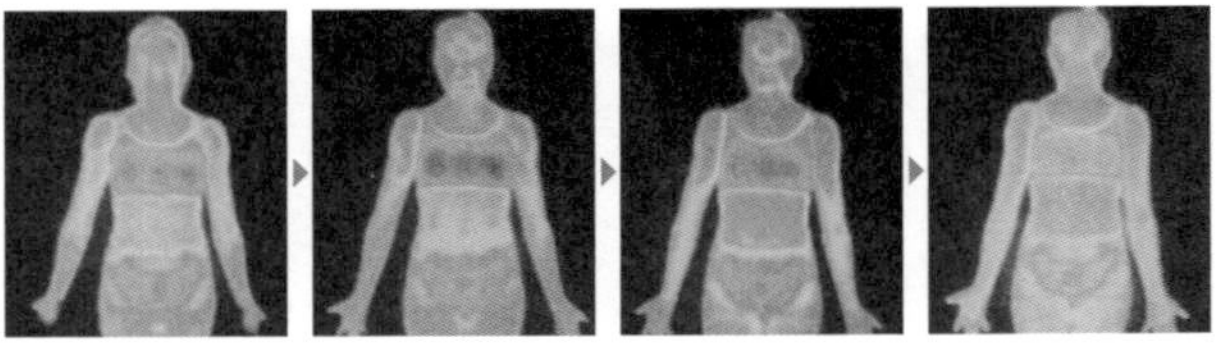

36.7℃　36.5℃　36.5℃　36.7℃

❷ ミネストローネだけをそのまま飲んだ後

飲んだ直後　30分後　60分後　120分後

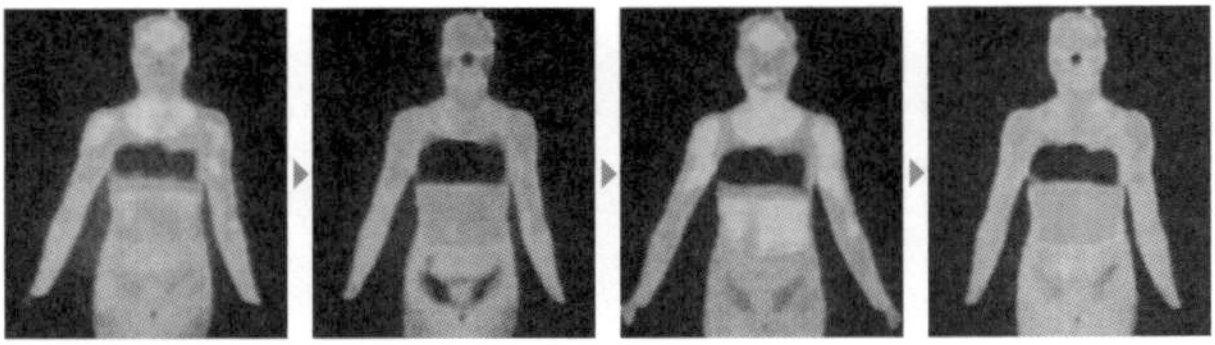

36.2℃　36.3℃　36.4℃　36.2℃

詳しくは3章でご紹介しますが、**EXVオリーブオイルやスパイスなど、保温効果やからだを温める効果の高い食材があり、それを食生活に取り入れることで、腸（腹部）やからだを効率よく温めることができる**のです。

高価で手に入りにくいサプリメントや健康食品ではなく、スーパーでも手に入るEXVオリーブオイルを少量入れるだけでここまで体温が上がるなら、やってみない手はありません！　ちょっとした習慣で腸の状態を改善したり、不調を未然に防いだりすることができるのです。

POINT!

- EXVオリーブオイルを加えると温め効果アップ！
- 体温が上がるだけでなく、長時間高体温をキープ
- 普段の食事から簡単に腸を温めることができる

なぜ冷えると腸の動きが悪くなるのか？

そもそも冷えとは気温や服装、食習慣などによって起こる血行不良です。血行不良によって栄養素が全身にまわりにくくなったり、細胞のはたらきが低下したりすることがあるのです。

この冷えが慢性化すると、腸そのものが冷えて動きが悪くなるうえ、血管や内臓のはたらきをコントロールする自律神経の調子もくるい、交感神経が優位になって、腸の動きをさらに悪化させてしまうのです。

私は大腸の内視鏡検査をする前、大腸をカラにするために服用してもらった腸管洗浄液の泡を消す目的で、微温湯《びおんとう》（ぬるま湯・約500㎖）浣腸《かんちょう》（洗腸）を施行します。そうすると大腸が温められてやわらかくなり、内視鏡が挿入しやすくなります。さらに多

くの患者さんが微温湯浣腸後に「お腹が温かくて気持ちいい」とおっしゃいます。そこで実際に、ぬるま湯を入れる前後で患者さんの心拍数を測ってみたところ、多くの方が副交感神経のはたらきがよくなって心拍数が下がり、リラックスすることがわかりました。**大腸が温まって副交感神経が優位になると、停滞していた大腸がはたらきはじめるのです。**

大腸の状態がよくなると、腸管の免疫力もアップする可能性があります。小腸には、ウイルスやがん細胞などの異物を排除する免疫細胞・リンパ球の60%以上が集まっており、腸内環境と免疫機能には密接な関係があることがわかっています。

POINT!

- からだの冷えが慢性化すると大腸の動きが悪くなる
- 自律神経の不調も大腸の動きを悪化させる
- 腸の状態がよくなるとからだ全体が元気になる

大腸を温めるとリラックス効果が

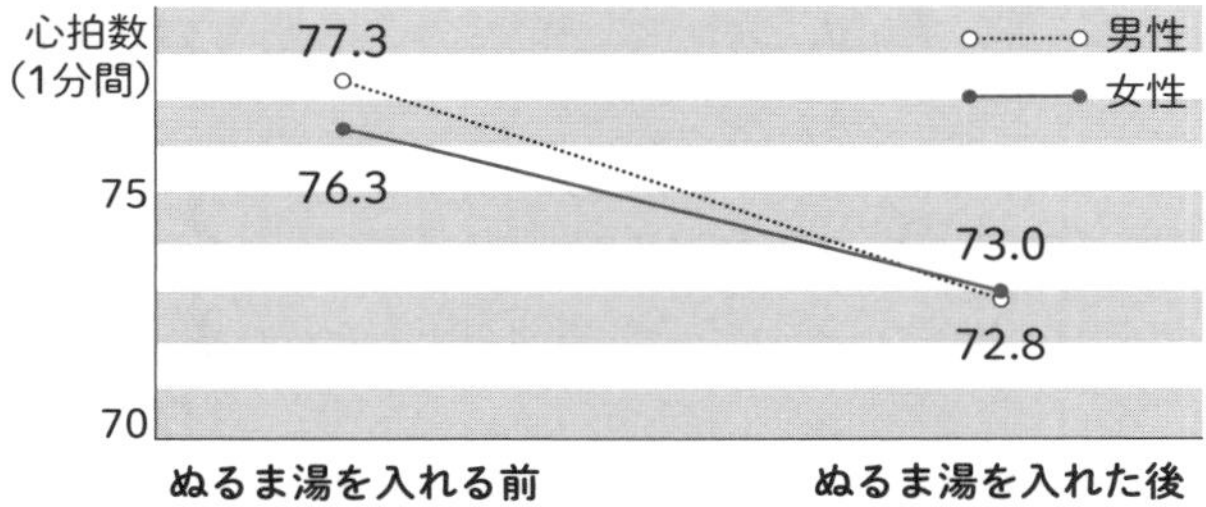

リラックスして心拍数が下がり、
副交感神経が優位になったのがうかがえる

自律神経と大腸の関係

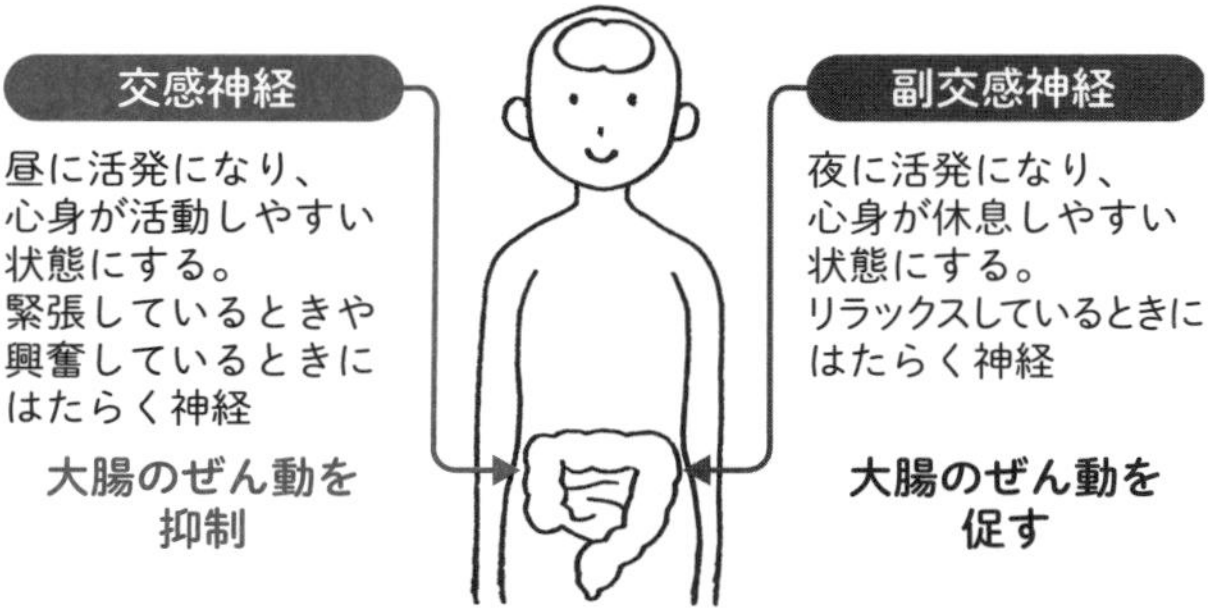

腸の冷えが大病を招くことも!?

便秘くらいだと、単なる不調で病気ではない、と軽く考えている方もいらっしゃるかもしれませんが、35年近く、腸を専門に多くの患者さんを診察してきた私には、腸の不調を訴える人が増える一方であるという事実が気になります。

その象徴といえるのが、大腸（直腸と結腸）がん患者の増加です。**大腸がんは2017年のがん統計によると、男女ともにがん死因の上位を占めています。**

S状結腸・直腸は、腸による老廃物の排泄の最終地点として、食べたものに含まれる添加物などのがん化促進物質が、最も濃縮された状態で下りてくる場所です。便秘になることで、それらの内容物がS状結腸・直腸に長くとどまってしまうことが、大腸がん発症の要因のひとつになっているのではないかとも考えられます。

大腸の部位

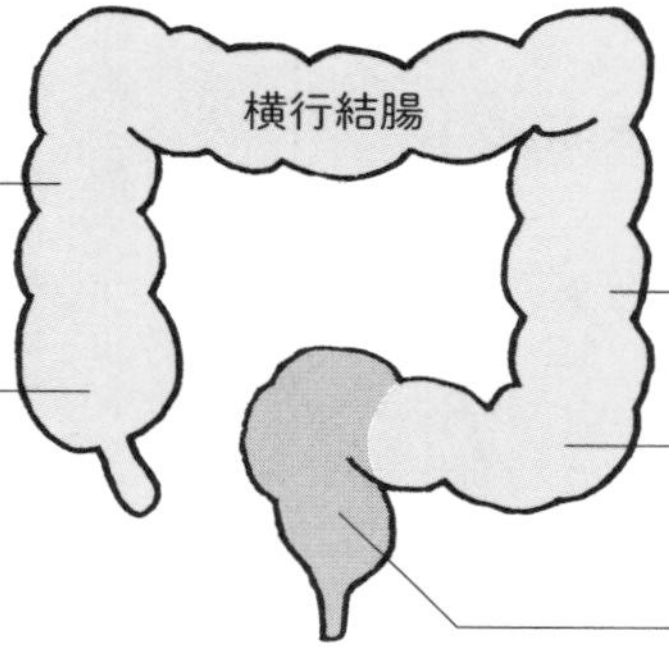

がん死亡者数の多い部位（2017年）

男性（人数）		
1位	肺	53,002
2位	胃	29,745
3位	大腸	27,334
	（結腸	17,564
	直腸	9,770）
4位	肝臓	17,822

女性（人数）		
1位	大腸	23,347
	（結腸	17,785
	直腸	5,562）
2位	肺	21,118
3位	膵臓《すいぞう》	16,823
4位	胃	15,481

国立がん研究センターがん情報サービスの最新がん統計より作成

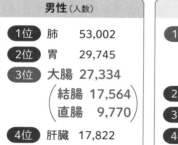

たかが便秘、されど便秘です。以前は少なかった大腸がんの発生数がこれだけ増えたのは、日本人の腸内環境の悪化がからんでいることは間違いないでしょう。

さらに、1970年代の日本ではほとんど見られなかった、**潰瘍性《かいようせい》大腸炎やクローン病といった腸の疾患も急増しています**。いまや潰瘍性大腸炎患者は22万人超も存在し、世界第2位です。

大きな病気を未然に防ぐためにも、日頃から腸を温め、腸を元気にする習慣を取り入れるにこしたことはありません。

POINT!

- **腸の病気を抱える人が増えている**
- **大腸がんは女性のがん死因の第1位**
- **便秘が大腸がんの原因になることも!**

図解ハンディ版
腸を温める食べ物・食べ方

もくじ

1章

便秘、下痢、冷え症、肌荒れ、
風邪、生活習慣病、心の病…
「腸《ちょう》冷《び》え」が万病の元だった

2章

その食べ物・食べ方ではかえって腸が悪くなる
「腸にいい」「体を温める」食習慣の大間違い

3章

5万人の腸を診てきた実証！お腹から体を元気にする――「腸を温める」食べ物・食べ方

4章

ちょっとの工夫で腸の元気度が大きく変わる！

「腸を温める」生活習慣

本文デザイン／平塚兼右、平塚恵美、
矢口なな、新井良子（PiDEZA Inc.）
本文イラスト／みの理
画像提供（カバー、P11）／腸温活プロジェクト
編集協力／野田りえ

※本書は２０１７年２月に小社よりＡ５判で出版された『図解　体の不調が消える腸を温める食べ方』に最新情報を加えてハンディな新書判にしたものです。

1章

便秘、下痢、冷え症、肌荒れ、風邪、生活習慣病、心の病…

「腸冷《ちょうび》え」が万病の元だった

あなたの「腸冷え度」をチェック！

次の質問に当てはまるものにチェックを入れてください。

□下半身や足先、手先などが冷えやすい。

□湯船にあまりつからず、入浴はシャワーだけのことが多い。

□腕や足を露出する服や、お腹が出る服を着ることが多い。

□車や電車での移動が多く、あまり歩かない。

□運動や体を動かすことがあまり好きではない。

□朝は食欲がなく、朝ごはんは抜くか、飲み物だけということが多い。

□温度差が激しくなると（朝と昼の気温差や、暖かい部屋から寒い脱衣所への移動など）、体調が悪くなる。

□お腹が冷えると、腹部《ふくぶ》膨満感《ぼうまんかん》や便秘になりやすい。

□夏はクーラーの利いた室内にいることが多く、手足が冷たい。

□ビールなど冷たいお酒が好きでほぼ毎日飲んでいる。

☑チェックの数が0〜1

腸冷え対策はバッチリ！ もしそれでも便秘や下痢など腸の不調を抱えているなら、別の原因があるかもしれません。52ページを参考に、ほかに腸に負担をかけていることはないかチェックを。

☑チェックの数が2〜4

まだあまり自覚症状がない方もいらっしゃるかもしれませんが、徐々に腸が冷えはじめています。3章や4章を参考に、からだを温める習慣を取り入れて、健やかな腸を取り戻してください。

☑チェックの数が5〜7

危険信号が点滅！ かなり冷えが進んでいます。腸だけでなく、からだ全体も冷えを感じているのでは？ まずは生活習慣を見直して、何が腸を冷やしているのかを自覚し、変えていきましょう。

☑チェックの数が8〜10

腸もからだも相当冷えきっています！ 冷えが原因で腸が不調になっている可能性が高いです。このままの生活を続けていると、もっと症状が悪化する恐れも。いますぐ生活を変えましょう。

大腸と小腸は、こんなに役割が違う

「腸」は大きく分けると小腸と大腸があり、それぞれの役割があります。

小腸は、十二指腸、空腸、回腸で構成され、主な役割は、胃で消化された**食べ物をさらに消化し、栄養素を吸収する**ことです。食べ物は4時間くらいかけて小腸を通過し、この間に主要な栄養素はほとんど吸収されます。**免疫のはたらきを担うのも主に小腸**で、全身のリンパ球の約60%が小腸の腸管に集中しています。

大腸は、結腸（盲腸・上行・横行・下行・S状）と直腸からなる器官で、主に排泄を行います。小腸で吸収されずに残った食べカスは、ドロドロの液状になって大腸に送られ、一般的に18時間以上かけて結腸を通過します。その間に少しずつ水分やミネラルが吸収され、残ったカスは次第に固まって便となり、直腸に下りてきます。ある程度の量

小腸と大腸の場所とはたらき

小腸：十二指腸、空腸、回腸
○食べ物のカスを消化・吸収する
○残りカスをぜん動運動によって大腸へと運ぶ
○病原菌などの異物を攻撃する（免疫）

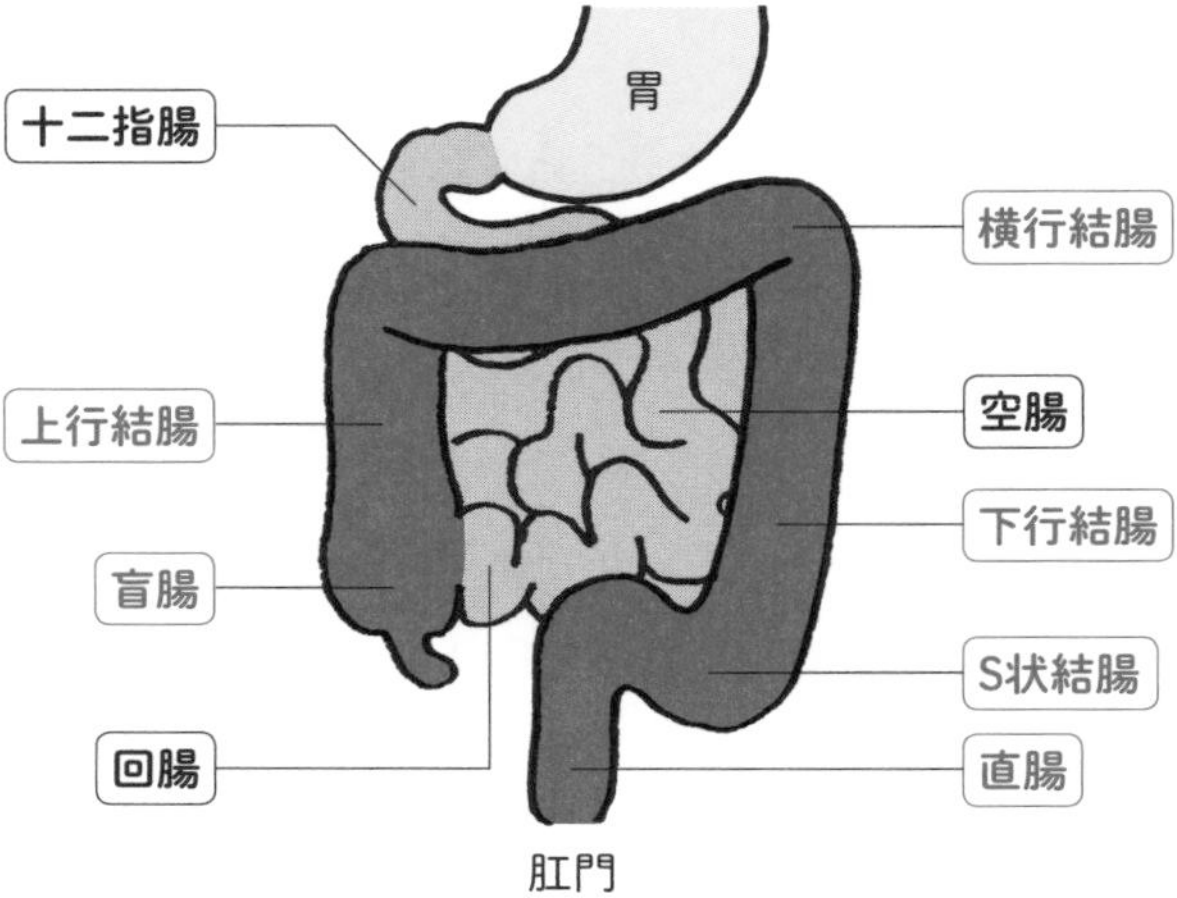

大腸：結腸（盲腸・上行・横行・下行・S状）**、直腸**
○残りカスから水分やミネラルを吸収する
○さらに残ったカスや老廃物を便にして肛門へと運び、排泄する

の便がたまったところで便意が起こり、排泄されます。

食べ物の中に含まれる食品添加物や残留農薬などの有害成分、体内で生まれる毒素の多くも、老廃物となって大腸にたどり着き、便となって体外に出ます。

悪玉菌、善玉菌などの腸内細菌がすみついているのは主に大腸で、腸内フローラ（腸内細菌叢《そう》）のバランスを整える、免疫を増強するなどの作用があります。ただ、腸内環境が悪化すると、毒素や発がん物質をつくりだしてしまうこともあります**［注：腸内環境は①食事、②腸管機能（腸管運動）、③腸内フローラの三つの要素で構成されています。「腸内環境＝腸内フローラ」ではありません］**。

POINT!

- 腸は大きく分けると小腸と大腸がある
- 小腸は主に消化・吸収を行う。免疫機能も担う
- 大腸は主に排泄を行う。数多くの腸内細菌が常在

腸冷えで起こる病気①
大腸の動きが悪くなって起こる病気

序章でお話ししたとおり、からだが冷えると、腸のはたらきが悪くなり、そこからさまざまな不調を引き起こします。その代表格が便秘や腹痛、下痢、お腹の張り、残便感などです。

通常は胃に食べ物が入ると、胃・結腸反射のはたらきで大腸内にたまっていた食べ物の残渣《ざんさ》（残りカス）が下行結腸まで移行し、大腸の収縮（大ぜん動）運動が起こって便を直腸に送り出し、排便できます。

正常だと1日1〜3回程度、1日200グラム以下、水分量が60〜85％程度の排便があります。わかりやすくいうと、バナナ1〜1・5本程度の量で、コロコロしておらず、やわらかい状態の便です。

冷えなどによって腸のはたらきが停滞すると、この排便メカニズムが正常に作用しなくなり、便秘や腹痛、「停滞腸」などが起きてしまうのです。

停滞腸とは、私の造語で、お腹の張りやガスだまり、残便感など、腸の運動が低下している状態の総称です。このような状態の方たちは、腸の運動が停滞しているために起こる、さまざまな不快症状を抱えています。

また、大腸がはたらかなくなると腸内フローラに異常が起こり、水分などの吸収がうまくいかなくなるなどのトラブルが起き、下痢を引き起こすこともあります。

POINT!

・体内には自然に便が出るシステムが備わっている
・冷えで大腸の動きが停滞すると、便秘の原因に
・お腹の張りや残便感、下痢も腸の停滞から

便通のメカニズム

❶口から食べたものは、胃で3〜4時間、小腸で4時間程度かけて消化・吸収され、大腸の入口にまで到達する

❷胃に新たな食べ物が入ると腸を刺激し、食べ物のカスは大腸へ

❸ぜん動運動によってさらに10〜20時間かけて下行結腸まで移動する。その間に水分が吸収され、固形の便になる

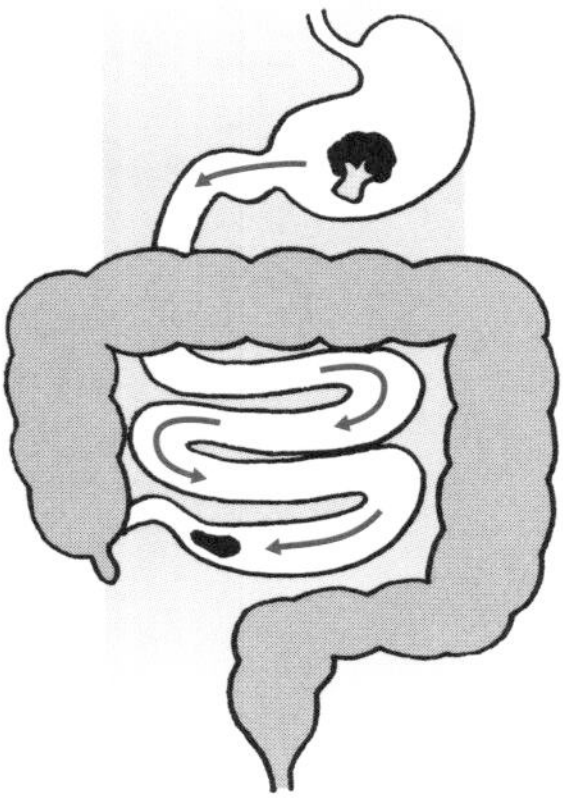

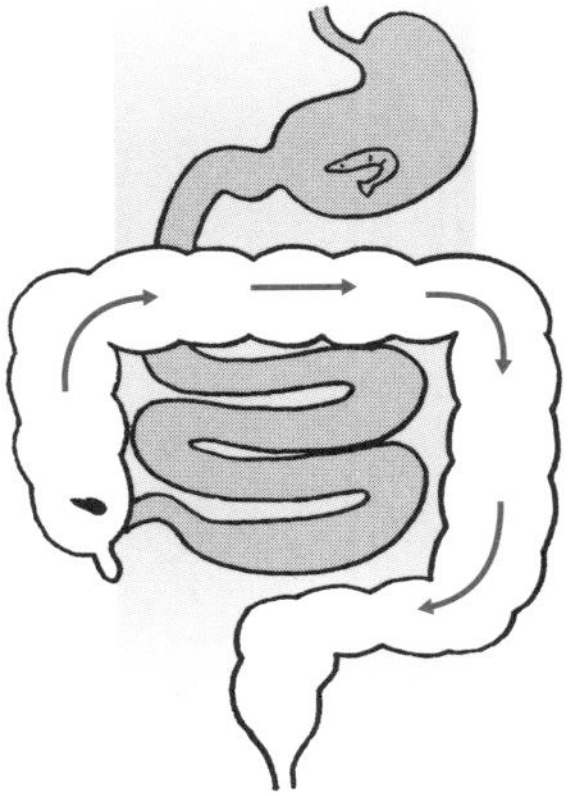

✕ 食事を抜いたり、腸の冷えなどによって腸がはたらかなくなると、この腸のぜん動運動が停滞するため、便秘を起こしやすくなる

腸冷えで起こる病気②

免疫力が低下して起こる病気

16ページでお話ししたとおり、小腸には免疫細胞・リンパ球が集中しているため、**腸が冷えてはたらきが悪くなると、免疫力の低下を招きます。**

私たちを取り巻く大気や水、土、生物といった環境には、常にウイルスや細菌が存在しています。私たちには、それらが体内に侵入したときに即座に反応し、排除する自己防御システムが備わっていますが、**免疫力が低下していると、そのシステムがうまくはたらかなくなり、風邪やインフルエンザ、腸炎などの感染症にかかりやすくなってしまいます。**

リンパ球はがんの予防にも貢献しています。がん細胞は私たちの体内で毎日自然に出現しているものですが、リンパ球がそれを見つけて攻撃し、増殖を防いでいるので

主な腸内細菌

分類	代表的な菌	作用	からだへの影響
善玉菌	・ビフィズス菌 ・乳酸菌 ・納豆菌 ・酵母菌 ・麹菌	腸内を酸性にする ビタミンの合成 消化・吸収の促進 腸管運動の促進 免疫力の増強	腸のはたらきを促す からだの抵抗力を高める 老化を防ぐ
悪玉菌	・ウェルシュ菌 ・ブドウ球菌 ・大腸菌	腸内をアルカリ性にする 腸内の腐敗 有害物質の産生 発がん物質の産生 ガスの発生 免疫力の低下	腸のはたらきを滞らせる からだの抵抗力を下げる 老化を促す
日和見菌	・バクテロイデス菌 ・連鎖球菌		勢いのあるほうの菌に加勢

腸内細菌と免疫の関係

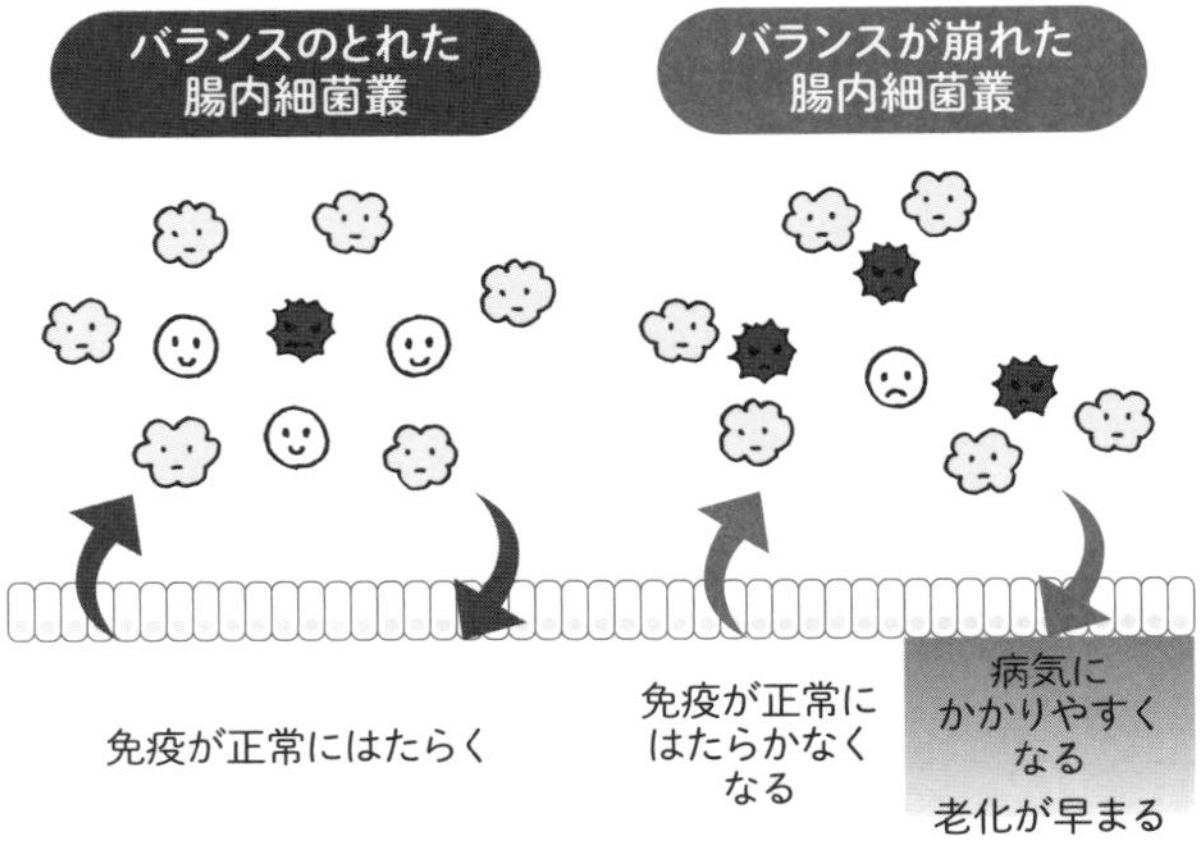

す。**免疫力が低下すると、がん細胞は一気に勢力を拡大してしまいます**。

また、免疫はアレルギーとも深い関わりがあります。最近、「腸内環境を整えると花粉症予防になる」という話を聞いたことはないでしょうか。

アレルギー症状は、免疫機能の過剰反応によるものです。近年の研究では、腸内フローラの異常と、アレルギーの発症には何らかの関係があると考えられています。

善玉菌をサポートする細菌群の多い人はアレルギー疾患にかかりにくい傾向がある、ということも判明しています。

POINT!

- 免疫はウイルスや細菌から自分を守るはたらき
- 小腸・大腸のはたらきが低下すると免疫力も低下
- 免疫力が下がると感染症などにかかりやすくなる

腸冷えで起こる病気③
排泄(デトックス)力が低下して起こる病気

私の便秘外来に通っている女性の中には、肌荒れに悩む方が少なくありません。実際、便秘と肌の状態には、因果関係があると考えられています。

冷えで大腸のはたらきが滞ると、便秘になって大腸内にずっと便が残ってしまいます。便は本来、栄養が吸収された後の老廃物です。それがすぐに排泄されないと、腐敗して、腸内細菌のバランスが崩れます。そうして**悪玉菌の勢力が強くなると、有毒物質やガスが発生してしまうのです**。この有害物質やガスを便と一緒に出せればよいのですが、排泄力が低下しているため、うまくいきません。その結果、腸壁《ちょうへき》から吸収され、血液に溶け出して体内をめぐります。

最終的に**有害物質は汗や皮脂となって毛穴などから排出されるのですが、それが皮**

膚細胞に負担をかけてしまい、肌荒れを引き起こすのです。さらに汗とともに有害物質が出る際に、体臭も発生します。

血液に溶け出したガスの一部は、肺にたどり着いて呼吸とともに口から出て、口臭の原因になることもあります。

そして意外なことですが、排泄力の低下は不安やうつ状態も引き起こします（145ページ）。腸と脳は相互に影響し合い、消化器の異常が脳に伝わって感情に変化を及ぼすためです。実際、重症の便秘の患者さんを診ていると、からだの不調だけでなく、こころに不調が及んでいる方もいることに驚かされます。

POINT!

- 便秘で腸に便が残って腐ると、悪玉菌が増加
- 悪玉菌が発生させる有害物質が肌荒れ等の原因に
- 腸の調子が悪いと精神的な不調も引き起こす

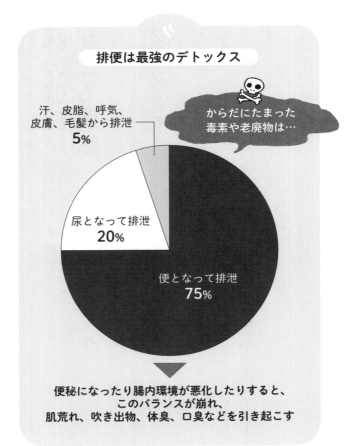

排便は最強のデトックス

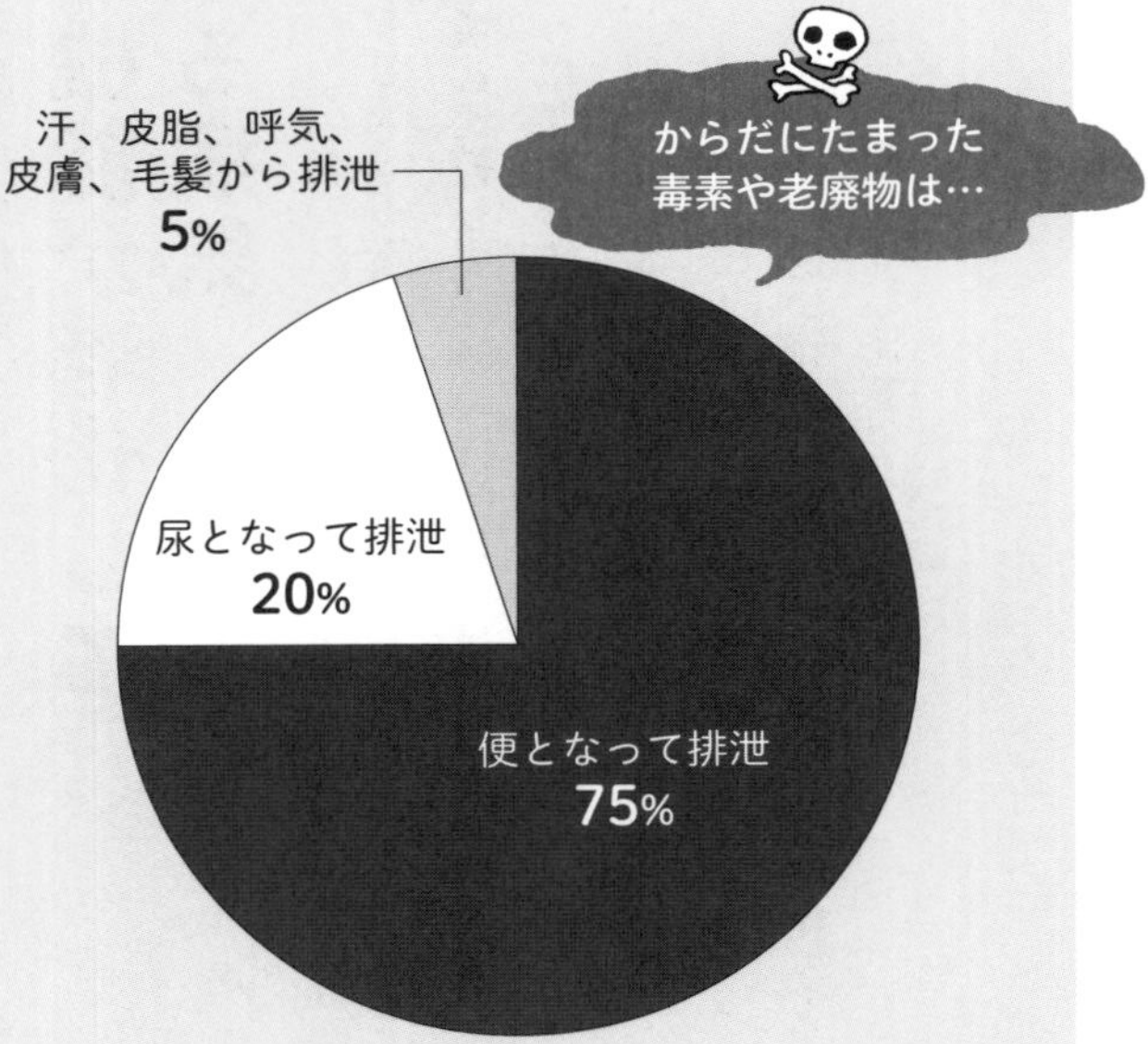

便秘になったり腸内環境が悪化したりすると、
このバランスが崩れ、
肌荒れ、吹き出物、体臭、口臭などを引き起こす

腸冷えで起こる病気④

腸の機能が老化して起こる病気

人のからだは、40歳以降になると徐々に腸の機能が衰え、**40代の大腸の機能（弾力性）は20代の頃と比較して70％の強度しかなくなっています。**

このように年齢を重ねるごとに大腸が老化するのは、自然な現象だと言えます。ですが、最近は慢性的な冷えで腸内環境の悪化が常態化したり、酸化（121ページ）などによって、実年齢よりも大腸の老化が進んでいる、というケースも増えています。

それに気づかず、**若い頃と同じように多くの食べ物をとり続けてしまうと、腸にストレス（負担）をもたらします。**

腸のストレスを減らせば、やせ体質になる！

最近注目を集めているホルモンに、インクレチン（GIPとGLP-1）という物質があります。

インクレチンは、食事をとると小腸から分泌されて膵臓《すいぞう》に作用し、血糖値を下げるインスリンの分泌を促します。またインクレチンは脳に作用して食べる行動を抑制したり、胃に作用して食欲を抑えたりするはたらきもします。

糖尿病や肥満の改善にとても有効なこのインクレチンは、小腸の負担を減らすと分泌を促されることが研究で明らかになっています。

慶應義塾大学医学部の伊藤裕《ひろし》教授らは、高脂肪食をたくさん食べさせた動物は、ストレス反応として、早い段階で腸に炎症が起こっていることを報告しています。

さらにこの実験では、肥満を解消するために減量手術（小腸の一部を切り離し、それを直接胃につなげることで、食べ物が通過する部分を少なくするバイパス手術）を行いました。

バイパスした分だけ栄養分の吸収面積が減少するので、肥満解消につながるわけですが、驚いたことに、それによってインクレチンなど小腸のホルモン分泌が促進されたというのです。このホルモンのはたらきでインスリンの分泌が促され、高血糖の改

善が認められたそうです。

つまり、**小腸へのストレスを減らすことで、炎症が抑えられたうえ、肥満・糖尿病を改善できる**ことが明らかになってきたのです。

極端なダイエットは逆に小腸・大腸に負担をかけますが、**適切な量と質の食事を心がけ、過剰になっていた摂取カロリーを減らせば、小腸へのストレスが減少し、インクレチン分泌促進にもつながります**。

すると、血液中の糖分の分解が進んで、すばやくエネルギーに変わることで、さらに肥満になりにくくなると考えられます。

POINT!

- 40歳以降になると大腸の機能が衰える
- 食べすぎは腸にストレスを与える
- 食事制限をすると太りにくくなるホルモンが分泌

腸を温めて元気にする4つの基本

腸は消化・吸収・排泄だけでなく、免疫にも大きく関わる重要な器官。だからこそ、**「腸」の健康を守るための対策を講じることは、さまざまな病気の予防にもなります。**

本書では、次の4つを基本として腸を元気にする習慣をご紹介します。

①腸を温める食品をとる

私が最も重要だと考えるのは「食べ物」です。日本人の腸内環境の悪化は、食生活の悪化によるものが大きいと考えられるからです。流行の健康法に踊らされず、本当の意味で腸を温める食べ物をとることをおすすめします。

②腸のはたらきをよくする食生活をする

腸内細菌のバランスを整える、酸化ストレスを減らす、免疫力を高める、大腸の緊張をとく……こういった目的にも、「食」によるアプローチが有効です。

③腸を温め、元気にする運動を行う

適度な運動は、大腸の運動を促進します。ハーバード大学の研究チームによると、運動が不足すると心臓病や糖尿病、大腸がん(結腸がん)、乳がんが増え、調査した2008年の運動不足による死者は世界で350万人を超えたそうです。

④腸を温め、元気にする生活習慣を取り入れる

運動以外にも服装や入浴、睡眠、姿勢なども腸の健康に関わってきます。

POINT!

- **腸を元気にするには、食事の改善が第一**
- **適度な運動も腸に効果アリ!**
- **生活習慣も腸の健康に影響を与えている**

腸が元気になる基本の習慣

腸のはたらきをよくする
食生活をする

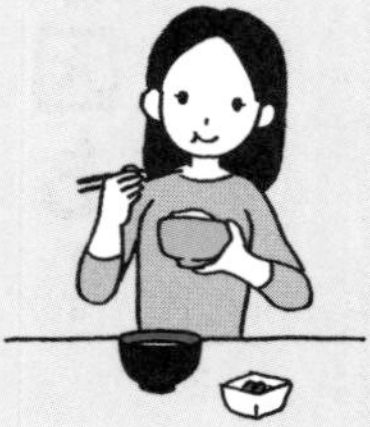

腸を温める食品をとる

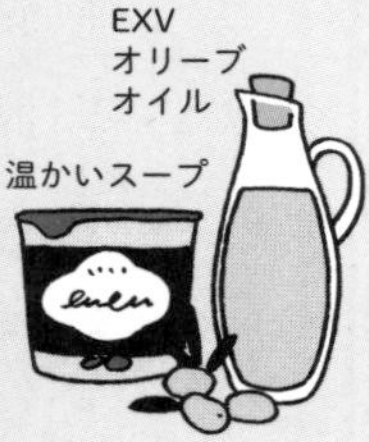

腸を温め、元気にする
生活習慣を取り入れる

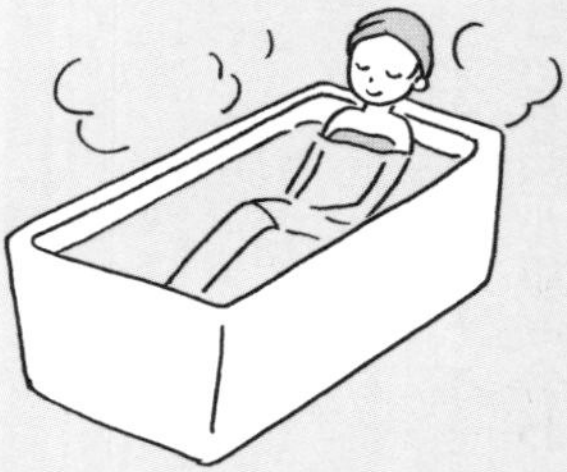

腸を温め、元気にする
運動をする

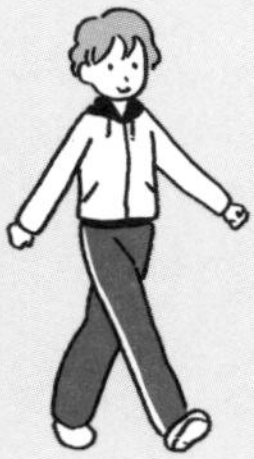

腸の不調には、こんな原因も！

腸の不調の多くが「冷え」から起こっていることをご説明してきましたが、**不調を抱える方は、冷えに加え、次に挙げるような複数の要因が組み合わさっている場合もあります**。

何よりまずは腸を温めることが第一ですが、あわせてこういったストレスを解決する方法も3章以降でご紹介します。

①酸化ストレス

腸内での活性酸素（121ページ）の過剰な発生によって、腸がサビついたような状態になること（酸化）。全身の健康にも悪影響を及ぼします。

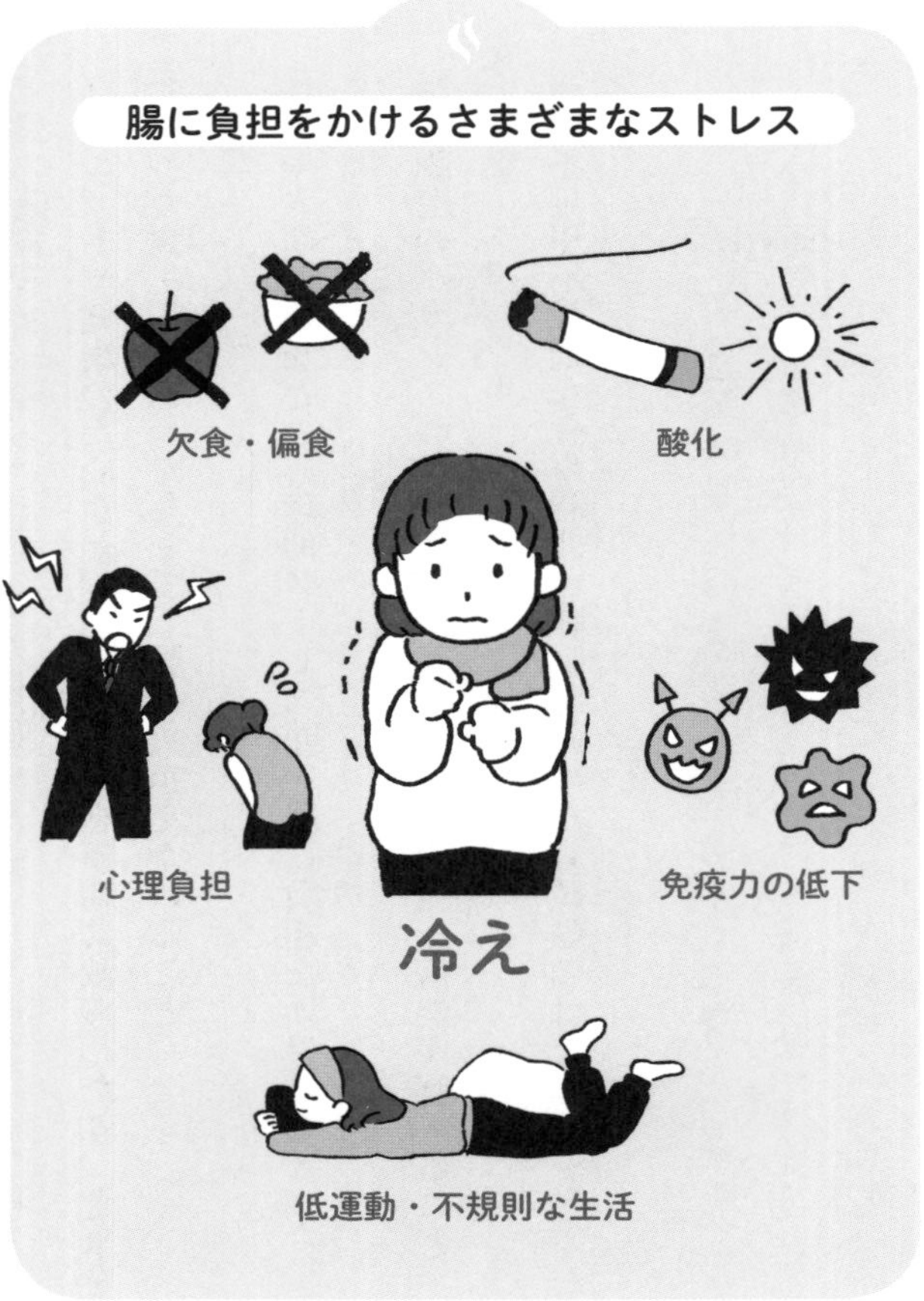
腸に負担をかけるさまざまなストレス
欠食・偏食
酸化
心理負担
免疫力の低下
冷え
低運動・不規則な生活

②欠食・偏食ストレス

ダイエットや健康のためなどで、食事の量を極端に減らしたり、食事を抜いたり、また偏った食生活を送ったりして、腸に負担をかけること。

③心理ストレス

仕事や人間関係などの心理的ストレスが、腸に負担をかけること。

④免疫ストレス

腸内細菌のバランスの乱れなどによって、腸の免疫機能が衰えること。

⑤低運動・不規則な生活ストレス

運動不足や不規則な食事時間・睡眠時間のために腸のはたらきが悪くなること。

POINT!

・食事などさまざまな要因が腸のストレスに
・複数のストレスが重なっているケースもある
・腸をむしばむストレスを知って適切な対策を！

2章

その食べ物・食べ方では
かえって腸が悪くなる

「腸にいい」「体を温める」食習慣の大間違い

「腸にいい食品」の思い込みが不調を招く

高度経済成長期以降、日本は食事の面でも大変豊かになりました。**食物繊維や植物性乳酸菌が豊富に含まれる伝統的な和食が減り、肉類、油脂類、乳製品をとる食事が増えました。**それによって栄養状態がよくなった面もありますが（80ページ）、一方で、**がんや生活習慣病をはじめとするさまざまな病気が急増し、食生活との因果関係が疑われています。**

その反省からか、近年人々の健康の意識は高まっています。次々に現れては消え去る健康ブームはその象徴といっていいでしょう。

また、ダイエットも、単に美容上の目的だけでなく、健康的なからだづくりの一環として、老若男女にとって関心の高いテーマとなっています。

「腸内環境を整えるには◯◯がいい」

「玄米菜食が生活習慣病予防にいい」

「炭水化物を抜くと効率的にやせることができる」など……。

からだによいとされる食べ物、悪いとされる食べ物に関する情報が飛び交い、ひとたびある栄養素ががんを予防すると話題になれば、その成分を含む食品がたちまち店頭から消えるほど、健康の維持に熱心であるといえます。

その健康法、本当に大腸に効果がある？

しかし、それらの情報の中には、必ずしも健康によい影響を与えるとは限らないものも多く見られるのです。

私のクリニックを受診する患者さんには、どんな食事をしているのか、どんな生活を送っているのかも聞いていますが、**流行りの健康食をとりすぎたり、間違ったダイエット方法を続けたりしていたために、かえって大腸の状態を悪くしてしまった**患者さんを何人も見てきました。

やせようと思ってなるべく炭水化物を食べずに糖質制限をしていた方、食物繊維をとろうとしてサラダばかり食べていた方、腸内環境を整えようとして毎朝ヨーグルトだけを食べていた方……。

からだによかれと思ってまじめに取り組んでいたことが、あまり効果がなかったり、それどころか大腸の冷えを悪化させ、さまざまな不調を招いていた、ということもあるのです。

この章では、長年、日本人の大腸を診てきている専門医の立場から、からだによいと思われている健康食情報がはたして本当なのか、見ていきたいと思います。

POINT!

- 食生活の変化が病気の急増を招いている
- 健康ブームで、さまざまな情報が飛び交っている
- それが大腸の不調の原因となっていることも

その健康常識には要注意①

ヨーグルトを食べると腸が健康になる?

「ヨーグルトが腸によい」というのは、もはや一般常識のようになっています。だから朝食はヨーグルトだけ、という方もいらっしゃるのではないでしょうか。

ヨーグルトなどに含まれる乳酸菌には整腸作用があり、腸内の善玉菌を増やすはたらきがよく知られています。実際、軽度の便秘傾向の人には効果もあるようです。ただ、私のクリニックに来られる重症の便秘の人には、あまり効果は見られません。

一口に乳酸菌といっても、**ヨーグルトやチーズなどに含まれる動物性乳酸菌と、漬物や味噌、しょうゆなどに含まれる植物性乳酸菌の2種類がある**のはご存知でしょうか。**動物性乳酸菌は、そのほとんどが胃液や腸液によって死滅してしまうため、大腸の奥まで届きにくい**という欠点があるのです。

一方、**植物性乳酸菌は、温度の変化に強く、胃腸内の過酷な環境でも死滅しにくい**ため、生きたまま大腸まで到達してくれます。

ヨーグルトが一般家庭にも普及し、日本人が日常的にとるようになったのは１９７０年代以降ですが、それ以前は植物性乳酸菌が含まれる漬物などの発酵食を日常的にとることで、腸を守っていたのです。ヨーグルトを適度に摂取することは悪くないのですが、脂肪分の多いヨーグルトばかりを食べ続けるよりは、ごはんと味噌汁、漬物といった伝統的な朝食の効用を見直したいものです。

POINT!

- 乳酸菌には動物性乳酸菌と植物性乳酸菌がある
- 動物性乳酸菌は腸の奥まで届きにくい
- 植物性乳酸菌のほうが、腸への効果は高い

ヨーグルトのデメリット

✖脂肪分が多い
✖砂糖を入れるとさらに高カロリー
✖動物性乳酸菌なので、ほとんどが胃や小腸で死滅する

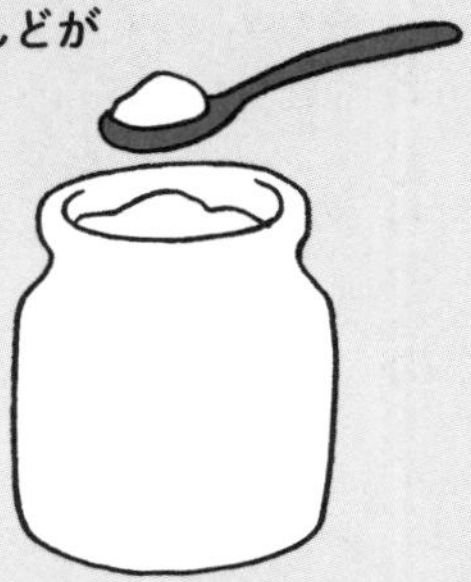

もしヨーグルトを食べるなら…

- ●1食につき、70〜100g程度に
- ●甘味がほしい場合は、リンゴやパイナップルなどのフルーツを一緒に
- ●低脂肪のヨーグルトを選ぶ

乳酸菌を効果的にとるには…

- ●漬物や味噌、しょうゆがおすすめ
- ●韓国のキムチやドイツのザワークラウトも植物性乳酸菌が豊富
- ●スーパーなどの漬物には、化学調味料で味付けし、ほとんど乳酸発酵していないものもあるので注意

その健康常識には要注意②

食物繊維も、とり方次第で逆効果に

ヘルシーなイメージからか、女性に人気の野菜サラダ。よく、「食物繊維をとるために、サラダをたくさん食べるようにしている」という方がいらっしゃいます。

しかし、サラダによく入っているレタスやキャベツなどの葉物野菜は、大半が水分で、かなりの量を食べないと十分な食物繊維がとれません。コンビニの野菜サラダに含まれる食物繊維量を調べたら、2・4グラムしかありませんでした。

また、食物繊維はたしかに便通の改善に効果がありますが、だからといってたくさんとったほうがいいとは一概にいえません。**摂取のしかたを間違えてしまうと、便秘がかえってひどくなることもあるのです。**

食物繊維には、不溶性食物繊維と、水溶性食物繊維があります。不溶性食物繊維を

不溶性食物繊維と水溶性食物繊維の違い

不溶性食物繊維	水に溶けにくく、腸内で水分を吸収してふくらむことで、便のカサを増やし、腸壁を刺激して腸のぜん動運動を促す（水分が少ないと便がカチコチになり、便秘やお腹の張りを引き起こすことも）
水溶性食物繊維	ヌルヌルした物質で、腸の中で水分と一緒になり、ドロリとしたゼリー状に変化する。このゼリー状の食物繊維が、消化の過程で生じた老廃物や有害物質など、からだに不要なものを吸着して、便として排泄する

食物繊維摂取の黄金バランス

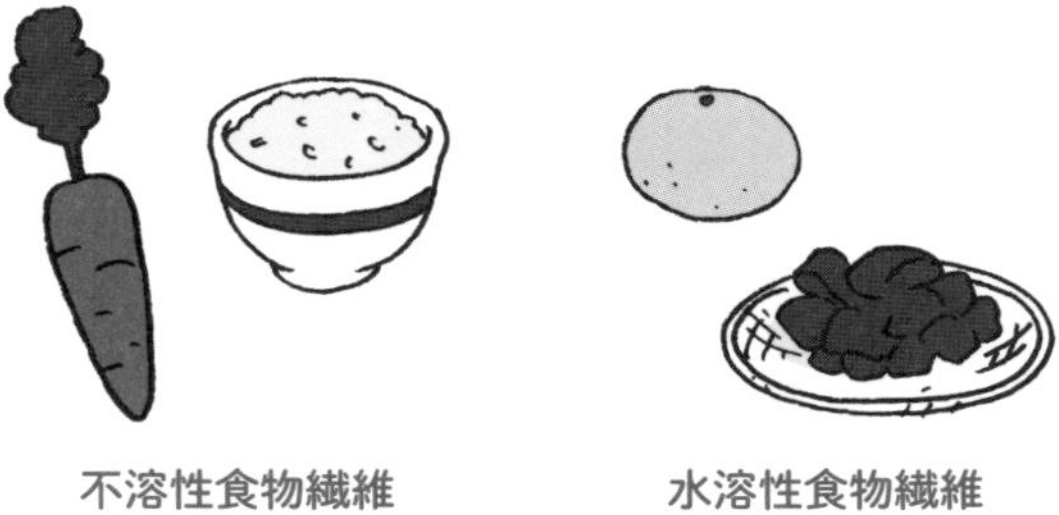

不溶性食物繊維　2　：　1　水溶性食物繊維

多く含む食品には、たとえば玄米やニンジン、レタス、干し柿などがあります。一方、水溶性食物繊維は、コンブやワカメといった海藻類やミカン、桃などの熟した果物、ナメコ、オクラなどに多く含まれています（109ページ）。

不溶性食物繊維は、その名のとおり水に溶けにくく、腸内の水分を吸収してふくらみます。食物繊維が豊富そうだからとサラダばかり食べて水分が不足すると、便が硬くなったり、お腹が張ったりしてしまうのです。**不溶性食物繊維と水溶性食物繊維は、どちらか一方だけでいいということではなくて、それぞれをバランスよくとる必要があります。その理想のバランスは、2対1です。**

POINT!

- 生野菜サラダは、じつは食物繊維が少ない
- 食物繊維には不溶性食物繊維と水溶性食物繊維がある
- 不溶性食物繊維ばかりとりすぎると便秘の原因に

その健康常識には要注意③
玄米菜食は必ずしも腸にいいとはいえない

近年、ブームが続いている自然食。とくに「玄米菜食」は健康意識の高い女性に人気の高い食事法です。この玄米菜食を徹底した食事療法であるマクロビオティックは、高血圧や糖尿病、メタボリックシンドローム、大腸がんなどの生活習慣病予防に有効であるとされています。

玄米菜食の食事療法には、マクロビオティック以外にもいろいろな流派がありますが、いずれも、肉・魚・卵・乳製品などの摂取を控え、全粒《ぜんりゅう》穀物や野菜を中心にした低脂肪の食事をとることが、共通する特徴といえるでしょう。

ただ、この理想的に見える食事法にしても、必ずしもよいことばかりではありません。場合によっては、大腸の状態を悪化させてしまうことがあるのです。

なかでも、慢性便秘で悩んでいる人は注意が必要です。とくに症状がひどいときに実践してしまうと、お腹の状態はさらに悪化し、**お腹の張りがひどくなったり、便が硬くなって排便障害を起こしてしまう**ことがあります。

これは、玄米などの全粒穀物や野菜（ゴボウ、ニンジン、カボチャ、タマネギ、ダイコン、レタスなど）を多くとることになるので、前項で説明した不溶性食物繊維の摂取量が多くなるからです。とくに玄米は消化に悪いので、よく噛まないと未消化で大腸に行って滞留《たいりゅう》してしまうことがあります。

不溶性食物繊維をとる場合は、同時に水分を多めにとるか、水に溶けやすい水溶性食物繊維（ミカンやキウイフルーツなどの果物、ナメコ、海藻類、オクラなど）**を一緒に食べることが必要**です。それを知らずに玄米菜食を続けていると、人によっては腸の状態が悪化してしまうのです。

じつは胃腸に負担をかける玄米

私のクリニックに来院される慢性便秘の患者さんにも、玄米菜食を実践して症状が

悪化してしまった方がいらっしゃいます。その方に大腸内視鏡検査を実施してみたところ、上行結腸に未消化の玄米が多数残っていたことがありました。

ぬかや胚芽《はいが》を残した**玄米は、栄養面ではとてもすぐれた食べ物ですが、よく噛まずに食べると消化に時間がかかり、悪くすれば未消化になる**ことがあります。

大腸が健康な人なら問題なくても、慢性便秘の人や、胃腸が弱っている人、ストレスなどで腸のはたらきが鈍くなっている人が、白米と同じような感覚で玄米を食べると、消化できずに大腸の状態をさらに悪化させてしまうかもしれません。

玄米を食べるとお腹が張ってしまうという自覚のある方は、腸のはたらきが弱っている可能性が高いです。腸の状態がよくなってから、少しずつ玄米をとるようにしたほうがいいでしょう。とくによく噛んで食べることが大切です。

POINT!

- 玄米菜食は不溶性食物繊維の摂取量が多くなる
- 玄米菜食が腸のトラブルを招くことも
- 腸の調子が悪いときは、玄米は控えたほうが安心

その健康常識には要注意④

糖質制限ダイエットはこんな危険をはらむ

糖質が含まれる食べ物（ごはんやパン、麺類などの主食やイモ類、果物など）の摂取を控える「糖質制限ダイエット」。肉類などのタンパク質や脂質、糖質の低いアルコールは摂取しても大丈夫、という気軽さから、根強い人気があります。

人のからだは糖質の摂取を減らすとエネルギー不足になり、脂肪を分解するなどして補おうとします。だから体脂肪が減り、体重も落ちるというのが、この糖質制限ダイエットのしくみです。

また、糖質は血糖値を上昇させるはたらきがありますが、血糖値が上がるとそれを下げるホルモンであるインスリンが分泌され、余った糖を脂肪に変えて蓄えます。糖質を制限すれば、インスリンの分泌が抑えられ、太りにくくなるのです。

炭水化物の分類

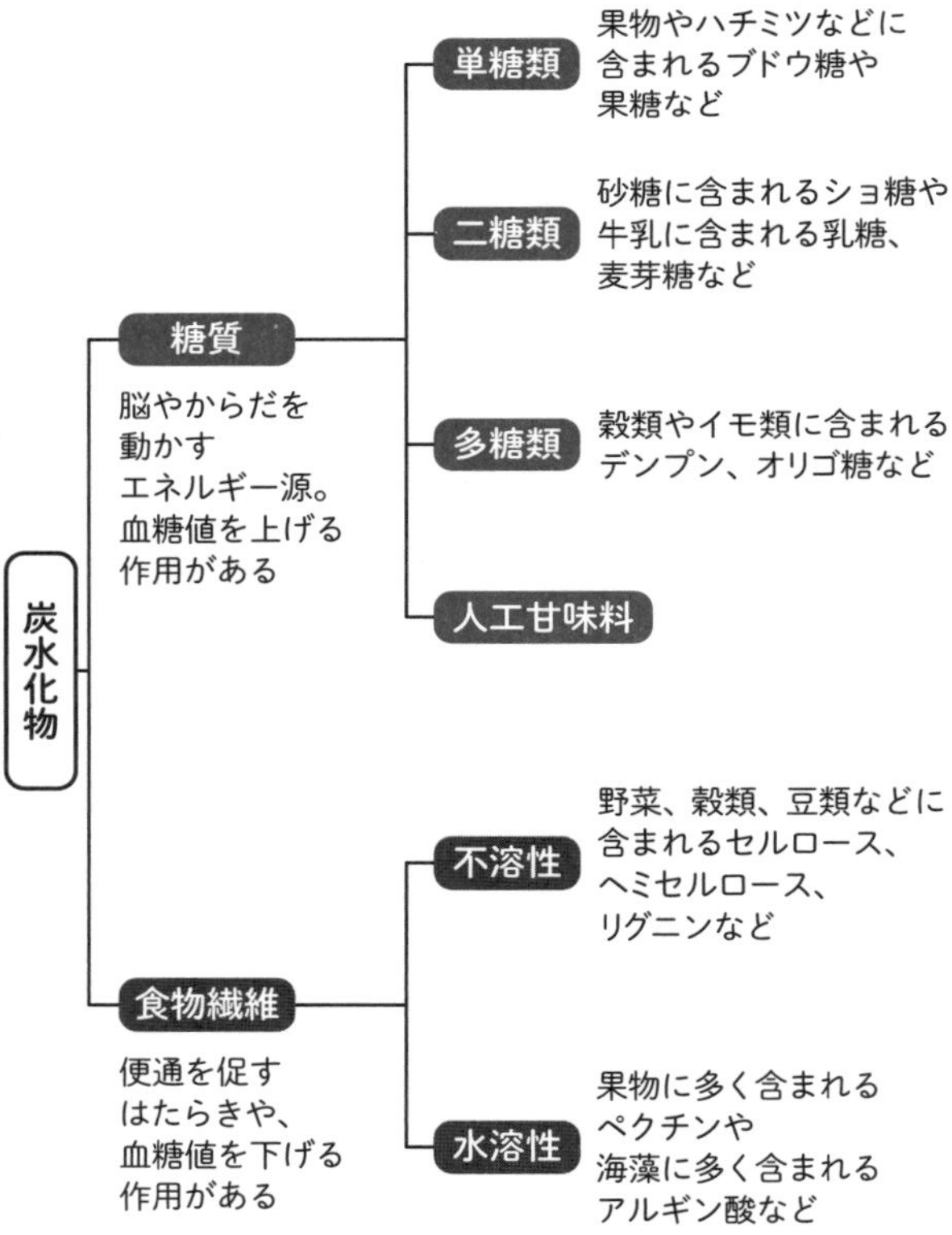
炭水化物
糖質
脳やからだを
動かす
エネルギー源。
血糖値を上げる
作用がある
単糖類
果物やハチミツなどに
含まれるブドウ糖や
果糖など
二糖類
砂糖に含まれるショ糖や
牛乳に含まれる乳糖、
麦芽糖など
多糖類
穀類やイモ類に含まれる
デンプン、オリゴ糖など
人工甘味料
食物繊維
便通を促す
はたらきや、
血糖値を下げる
作用がある
不溶性
野菜、穀類、豆類などに
含まれるセルロース、
ヘミセルロース、
リグニンなど
水溶性
果物に多く含まれる
ペクチンや
海藻に多く含まれる
アルギン酸など

では、糖質が多く含まれる食べ物は不要かというと、そう単純な話ではありません。糖質は、三大栄養素のひとつである炭水化物に含まれる成分です。**炭水化物には、糖質以外に食物繊維も含まれます**。糖質制限をするために**炭水化物を減らしてしまうと、結果的に食物繊維もとれなくなってしまう**のです。

食物繊維は便通を助けてくれるうえ、食物繊維の中でも水溶性食物繊維はコレステロールを低下させる作用もあることがわかっています。

糖質を制限するとおのずと食物繊維の摂取量が減少し、排便障害を起こすなどの「腸ストレス」を招いてしまいます。

POINT!

- 糖質を制限して脂肪を減らすダイエットが流行中
- 糖質が多く含まれる炭水化物を抜く人が増加
- 炭水化物に含まれる食物繊維まで不足してしまう

その健康常識には要注意⑤

「朝食抜き」は腸に大きなストレス

私のクリニックで行っている便秘外来を訪れる患者さんの生活習慣を調査してみたところ、一日の食事回数が少ない人が多く、2回以下の人が40％を上回り、なかでも朝食抜きの人が大変多いという結果に驚かされました。

必要なエネルギーは昼食や夕食で補えばいいし、朝食を抜いたほうがダイエットにもなっていいのでは、と考える人も少なくないようです。

しかし、腸の専門医の立場からは、朝食抜きをおすすめすることはできません。**というのも、排便にとても重要な、「大ぜん動」と呼ばれる大腸の収縮運動が最も強く起こるのが、朝**だからです。

この大腸の収縮運動は、胃に食べ物が入って「胃・結腸反射」が起こることによっ

て引き起こされます。**朝食をとらないと、大ぜん動運動のタイミングを逃し、結果、便秘などの腸の不調を引き起こしてしまう**のです。

また、朝食抜きダイエットは、**腸のはたらきを助ける食物繊維不足にもつながります**。現在日本人の一日平均食物繊維摂取量は13～14g前後といわれており、一食抜くと、食物繊維摂取量が10g前後まで低下することがわかっています。

厚生労働省の「食事摂取基準」では、18～49歳の女性の理想的な食物繊維摂取量は20～21g、同年代の男性は26～27gとされています。朝食を抜いてしまうと、その半分以下しかとれないことになってしまうのです。

POINT!

- 朝は腸のぜん動運動が強く起こる時間帯
- 朝食は大ぜん動運動と排便を促す重要な食事
- 朝食を食べないと、食物繊維の摂取量も低下

朝は最適の排便チャンス

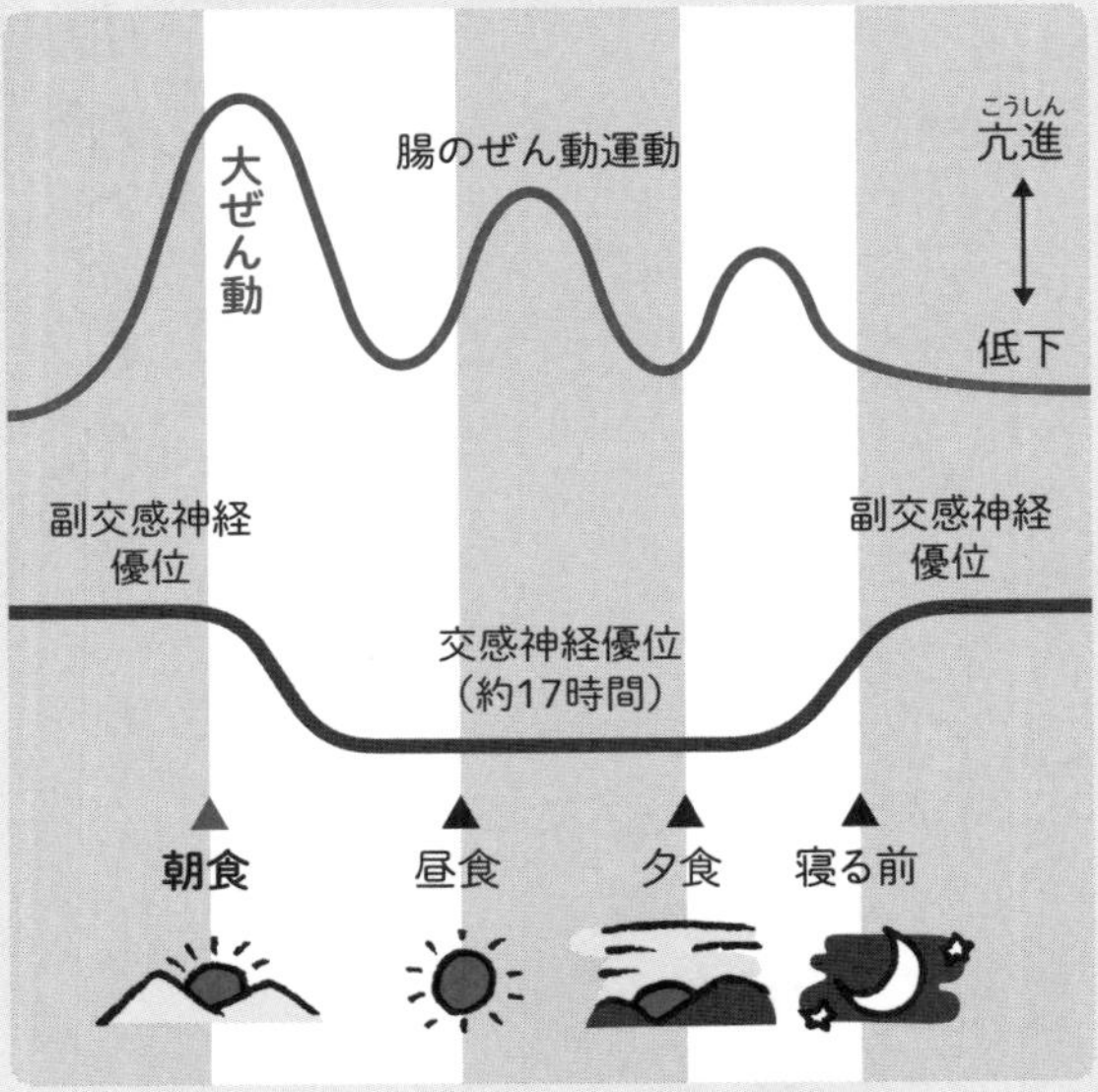

副交感神経が優位でリラックスしていて、かつ、大腸の大ぜん動運動が最も強く起こる朝の時間帯に食事をとると、スムーズに排便できる

その健康常識には要注意⑥

冷えるからと水を控えすぎるのもよくない

女性の中には、からだが冷える、水太りする、むくむなどの理由で水分をあまりとらないようにしている方もいらっしゃるようです。しかし、これが便秘の大きな原因となっていることも多いのです。

私は便秘の方によく、寝覚めに1杯の水を飲むことをおすすめしています。**空っぽの状態の胃に水が入ると、それが刺激となって大腸にぜん動運動をするように信号が送られます**。つまり、便意を催《もよお》しやすくなるわけです。

水を飲むと約90％は小腸で再吸収されるので、大腸に行く水はわずかですが、それでも水分をとったほうが**腸内の老廃物にも適量の水分が行きわたり、よりスムーズなお通じにつながる**のです。また、尿や汗の量が増えるので、全身の解毒を促進する効

効果的な水の飲み方

ミネラルウォーターがベター
それもマグネシウムを多く含むナチュラルミネラルウォーターがおすすめ

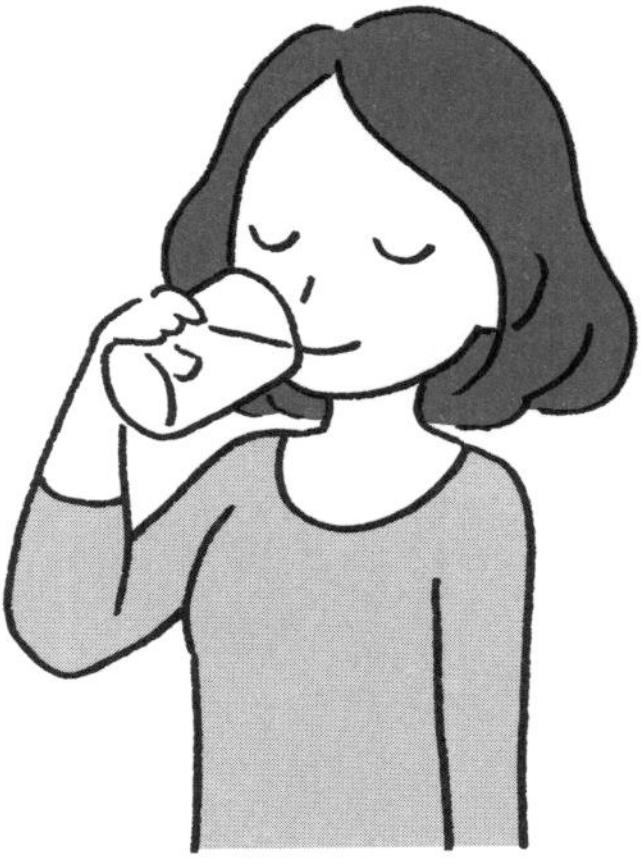

急に冷たい水を飲まない
寒い朝には湯冷ましや白湯を飲むと腸冷え対策にもなる

一気に飲まない
腸の負担にならないように、少しずつゆっくり飲むと、からだにより浸透しやすくなる

水分をしっかりとると…
血液の流れをスムーズにし、動脈硬化の予防にもなる!

果も期待できます。

　こうしたはたらきを効果的に促すために、**1日に約1・5～2ℓの水分をとる**ようにしてください。市販のペットボトル飲料の大きいサイズが2ℓ程度です。やや多いと感じるかもしれませんが、これが腸のためには必要な量なのです。

　水分補給は朝だけでなく、日中気がついたときに飲んでもいいですし、寝ている間にはコップ1杯程度の汗をかくので、就寝前の適度な水分補給も大切です。

　なお、私たちは、普段の食事からも水分を補給していますので、たとえばスープなどで水分を多めに摂取した場合は、飲む水の量を調節してもよいでしょう。


POINT!

- 寝覚めに1杯の水を飲むとぜん動運動が促される
- 水分補給すると、腸の老廃物に水分が行きわたる
- 1日に約1・5～2ℓの水分をとるとよい

その健康常識には要注意⑦
赤身肉がリスクになる、これだけの証拠

最近は、タンパク質をとらないと、筋肉や代謝が落ちて太りやすくなるという理由から、赤身肉を積極的に食べる方が増えているようです。

しかし、国立がん研究センターが、約10年間で約8万人を対象にした追跡調査の結果を2011年11月に公表し、**肉を多く食べる日本人は大腸がんになるリスクが高い**ことが明らかになりました。

赤身の肉が危険な理由としていわれているのは、次のようなものです。

①肉を食べると、脂質を多く摂取することになる

それに伴い、コレステロールや飽和脂肪酸などの摂取量の増大につながります。

②肉を焼くと焦げることもある

最近の研究では、肉を高温調理したり、焦がしたりすると、一部の成分が発がん物質に変わることが判明しています。しっかり火が通った肉を好む人のほうが、大腸がんになりやすいという指摘もあります。

③赤身肉はほかの部位に比べて鉄分が多い

適量の鉄分は必要ですが、脂質も一緒にとると、鉄と脂質が反応してがん発症のきっかけとなる活性酸素をつくりだす、フェントン反応（鉄の反応）を起こしやすくなります。

フェントン反応が起こるしくみ

体内の鉄分の多くは、通常はヘム鉄として血液中に存在しています。酸素を細胞に運ぶ赤血球のヘモグロビンは、ヘム鉄とタンパク質が合体したもの。鉄分はこのように人間のからだには欠かせない成分です。

でも、**赤身肉の大量摂取などで鉄分をとりすぎてしまうと、鉄分が腸管内を通過するときに、過酸化脂質と反応して活性酸素が発生しやすくなる**のです。だから赤身肉

の摂取量はできるだけ抑えるべきだという意見もあります。アメリカ対がん協会では一日の赤身肉摂取量を80g以内にすべきとしています。

ただ、赤身肉を食べる機会が多いアメリカ人と比べ、魚や豆類などからもタンパク質をとっている日本人は、もっと少ない基準でいいかもしれません。私は**1週間に3〜4回程度**（つまり夕食で肉・魚を交互に、一日おきにとる）、**80g以内を食べるぐらいならあまり問題はない**と考えています。最近、日本の若い人は一日80g以上の肉類を摂取しているというデータもあり注意が必要です。

鉄分は赤身肉のほかにも、たとえばレバーやアサリ、ハマグリなどの貝類にも多く含まれています。赤身肉以外でも、肉や魚で赤みが強いほど一般に鉄分が多いと考えてよいでしょう。

POINT!

・赤身肉を食べすぎると大腸がんになるリスクが高まる
・赤身肉に含まれる鉄分が、活性酸素を発生させる
・赤身肉は夕食時に週3〜4回程度、量も少なめに

その健康常識には要注意⑧
「欧米食が日本人を不健康にした」は本当？

　2013年、日本人の伝統的な食文化である和食が、ユネスコの無形文化遺産に登録されました。和食は低脂肪、低カロリーのヘルシー食であるということから、世界でも注目が集まっているようです。一方で、日本では日本食離れが進み、北米・北欧地域の食生活に近づいてきました。この「食の欧米化」が日本人の健康にとって諸悪の根源となっている、という意見がよく聞かれます。

　しかし、この半世紀という長いスパンで見れば、**日本人の寿命は飛躍的に延びてきた**といえます。1950年当時、先進国中最も低い61歳だった日本人の平均寿命は、わずか半世紀で他を一気に抜き去り世界トップクラスとなりました。

　日本人の長寿化は食の欧米化のおかげ、とはいいきれませんが、一面ではそれによ

欧米食の功罪

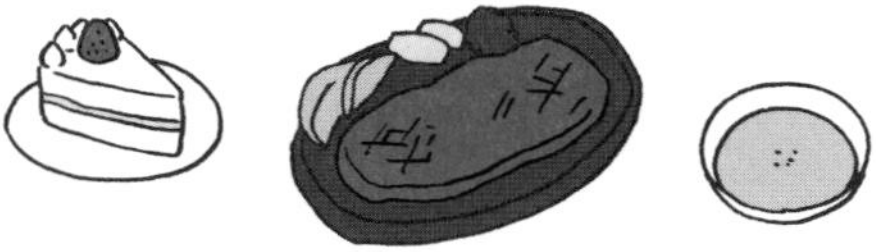

欧米食のメリット

- 血管が丈夫になる
- 日本食が減ることで、塩分の摂取量が減る

▼

高血圧や脳出血患者の減少

欧米食のデメリット

- ✖血管が詰まりやすくなる
- ✖食物繊維や植物性乳酸菌の摂取量の減少

▼

腸内環境の悪化、脳梗塞や心筋梗塞、大腸がん、潰瘍性大腸炎、生活習慣病などの増加

地中海地域の食生活は健康的

特徴

- EXVオリーブオイルを多く摂取する
- パンやパスタなどの穀類や、豆類、果物と野菜類、魚介類を多くとる
- 乳製品や肉類はあまり食べない

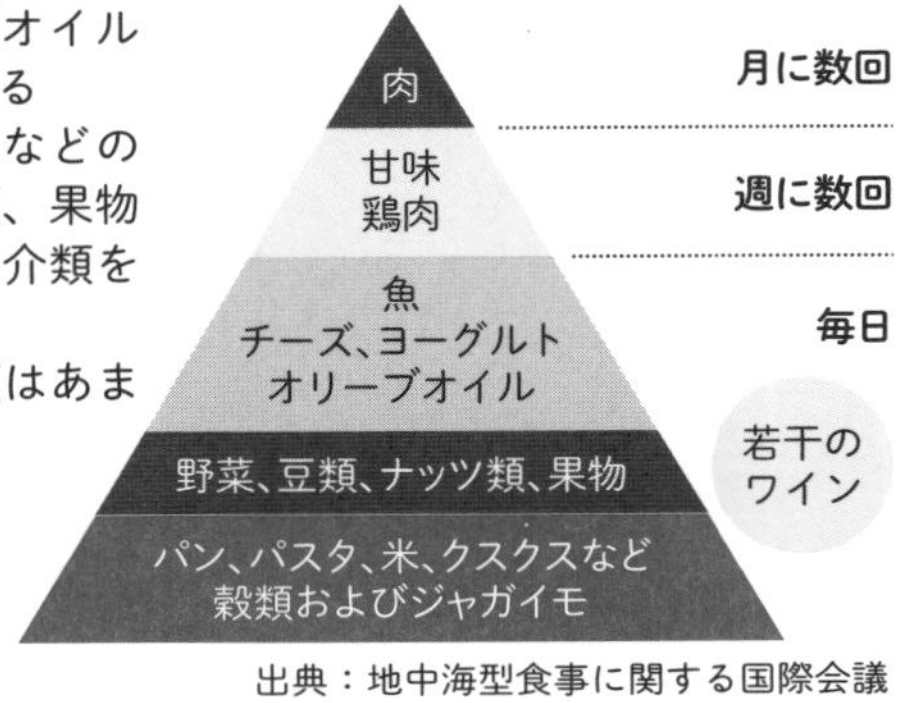

出典：地中海型食事に関する国際会議

って栄養状態が改善され、プラスにはたらいた面もあります。戦後の欧米食の流入によって、**血管をしなやかに丈夫に保つために必要なタンパク質や脂質の摂取量が増え、血管が弱いために起こる脳出血は減少しました**。

また、一口に欧米化といっても、肉や乳製品など高脂肪のものを多くとる北米・北欧地域の食事ではなく、オリーブオイルや魚をたくさん食べる南欧の**地中海地域の食事は、健康効果が高い**ことが知られています。

腸のためにも、からだ全体の健康のためにも、偏食にならずに、それぞれのよい面・悪い面を知って、上手に取り入れたいものです。

POINT!

- **戦後、日本人も肉類や乳製品をよく食べるようになった**
- **それによって脂肪のとりすぎや食物繊維不足が起こっている**
- **栄養状態の改善、脳出血の減少などのプラス面も**

3章

5万人の腸を診てきた実証！
お腹から体を元気にする——

「腸を温める」食べ物・食べ方

病は口から。腸を温め、元気にする食習慣を

江戸時代の儒学者・貝原益軒《えきけん》が書いた『養生訓《ようじょうくん》』という本をご存知でしょうか。読んだことはなくても名前は聞いたことがあるかもしれませんね。

貝原益軒は、江戸時代の人としては長寿で、『養生訓』を書いたのは、なんと84歳のときでした。この本は、貝原益軒が実際の体験に基づいて心身の健康と長寿を保つ方法を記した本で、食べすぎをいさめる「腹八分目」など、現代でも通じる健康の秘訣が数多くあります。

その中に「病は口から」という言葉があります。これは、**人は毎日食べたり飲んだりするので、いつも食事には気をつけなくてはいけない、度を超した飲食は病気になる**、ということです。さらには「禍《わざわい》は口より出で、病は口より入《い》る」との指摘も。つ

まり、口から出し入れするものには注意を払わなければいけない、ということです。

実際、『養生訓』では胃腸の健康法についても繰り返し言及されており、「夏は冷水を飲みすぎてはいけない。なるべく少なめに飲食をして、温かいものを食べて胃腸を温めるとよい」「下痢や腹痛などがあるときは、温かいお湯につかり、からだを温めると気がよくめぐって病も治る」などと書かれています。

これらの指摘はいまでも十分通用しますし、**江戸時代から冷えが胃腸に負担をかけると指摘されていた**ことに驚きます。

江戸時代から伝わる食べ物の効用

また、『養生訓』では、便秘のときは麻の実、ごま、あんずの種子などを食べるとよいという記述がありますが、これらの種子は、排便を促す効果のあるオレイン酸が豊富で、現代でも便秘のときに処方される漢方の「麻子仁丸《ましにんがん》」には麻の実が用いられています。貝原益軒は、オレイン酸の知識はなくても、種子に含まれている成分が便秘に効くことを知っていたのでしょう。

そのほかにも便秘がちな人は餅やからしを食べないほうがよいなど、食についての指導が書かれています

貝原益軒の教えは、いまを生きる私たちにとっても参考になることがたくさんあります。実際、**現代医学の視点から見ても、腸の不調の多くは、食事の内容や食習慣を変えることで改善に向かう**といえます。

本章では、腸を温める効果のある食品を中心に、腸内の善玉菌を元気にする食品、抗酸化にすぐれ、大腸がん予防にもなる食品、免疫力アップに効果のある食品、ストレスをやわらげる食品や、腸によい食事のとり方もご紹介していきます。

『養生訓』の精神を受け継いで、腸によい食べ物、食べ方を取り入れ、日常生活から腸の健康を取り戻しましょう。

POINT!

- 江戸時代に書かれた『養生訓』は健康の指南書
- 「腹八分目」「病は口から」などは現代にも通じる
- 『養生訓』では、胃腸を温めることの重要性も

腸を温める食べ物①

EXVオリーブオイルだけにある高い保温効果

入手しやすくて、どんな食べ物にも合って、気軽に取り入れられる。私がおすすめする最強の温め食材がオリーブオイルです。オリーブオイルには精製のしかたによって種類がありますが、**最も効果があるのは、オリーブの実を搾ったままで精製していない、エキストラバージン（EXV）オリーブオイルです。**

序章で、EXVオリーブオイルを野菜スープに入れたときの保温効果をご紹介しましたが、ほかの油でも同じような効果があるわけではありません。

以前、日清オイリオグループの研究所と共同で実験したことがあります。

80度のお湯180㎖を300㎖のビーカーに入れたものと、同じ条件のお湯に小さじ1杯（約5㎖）のEXVオリーブオイルを加えたものとで、時間経過とともに低下す

る温度の差を比べてみました。すると、EXVオリーブオイルを入れたお湯のほうが断然冷めにくく、50分後にはただのお湯と7・4度の温度差が生じたのです。同時に**サラダ油との比較もしましたが、EXVオリーブオイルのほうが高い保温力があることがわかりました**（特許出願中）。

その秘密は「油膜」にあります。サラダ油などに比べて、EXVオリーブオイルの油膜は薄く均一に広がった状態が保たれるために、すぐれた保温効果を発揮するのだと考えられます。この効果を利用して、**温かい飲み物にEXVオリーブオイルを加えれば、便秘や腸の機能低下を引き起こす「冷え」を防げるのです**。

なお、今後はオリーブオイルの品質については、日本オリーブオイル公正取引協議会においてチェックすることになります。

POINT!

- 一番効果があるのはEXVオリーブオイル
- サラダ油に勝るEXVオリーブオイルの保温力
- EXVオリーブオイルの保温効果の秘密は、油膜

オリーブオイルの種類

①EXVオリーブオイル	味にも香りにもまったく欠点が認められず、しかも香りがフルーティーなもの。酸度は0.8%以下（＊）
②バージンオリーブオイル	味、香りともに欠点がなく、しかもフルーティーなオリーブオイル。酸度は2%以下（＊）
③オーディナリーバージンオリーブオイル	味は良好で香りも悪くないが、酸度は3.3%以下（＊）。その国の基準をクリアしないと食用での販売は不可
④ランパンテバージンオリーブオイル	風味に問題があり、酸度が3.3%を超える（＊）のオイル。工業用油などの原料となる

＊オレイン酸換算
出典：国際オリーブ協会

オリーブオイルとサラダ油の温度変化

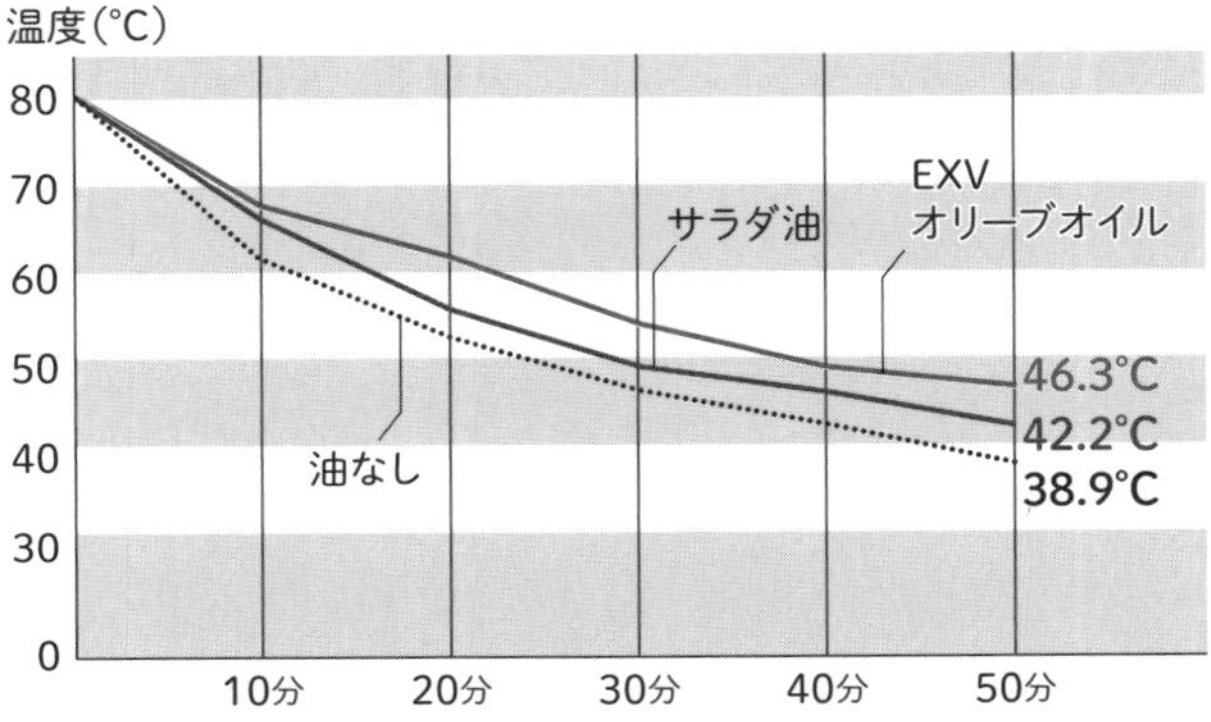

80度のお湯180㎖にEXVオリーブオイル5㎖を入れたものと、サラダ油を同量入れたもの、ただの白湯との温度変化の比較
資料提供:日清オイリオグループ

腸を温める食べ物②

スパイスたっぷりカレーでお腹ポカポカ

からだを温めて、大腸を動かすのに持ってこいのメニューが、みなさんおなじみのカレーです。カレーを食べたあとには、ジワッと汗をかき、からだ全体がほてるような感覚になったことはありませんか。それはカレーに含まれるシナモン、ジンジャーなどのスパイスによる効果です。

このスパイス効果について、興味深い研究があります。日本薬科大学の丁宗鐵《ていむねてつ》教授による実験で、シナモン、ジンジャーなどのスパイスがふんだんに入っているカレーと、味は似ているけれどスパイスの入っていないカレーを、冷え症の女性に食べてもらい、体表温度や深部温度を測定したというものです。

その結果、スパイスなしのカレーでは一時的な体温上昇は見られるものの、食後し

ばらくすると体温は元に戻ってしまいました。一方、**スパイス入りのカレーを食べたグループでは、90分後も体温が上昇し続けた**ことが確認されています。

カレーには、カルダモン、クミン、コリアンダー、クローブ、チリペッパーなど、からだにいい効能を持つスパイスが豊富に含まれていますが、**とくに温め効果が高いのは、血行促進作用のあるターメリックやシナモン、ジンジャーです**。

市販のカレー粉やルウにも含まれていますが、自分で調合するほうがたくさん摂取できます。たまには本格的にスパイスカレーをつくってみてはいかがでしょうか。

EXVオリーブオイル×カレーの合わせワザ！

2011年、日本を突然襲った東日本大震災の後で、急激な環境の変化によるストレスや、トイレ不足が原因で便秘になるなど、被災者の方々からさまざまな腸のトラブルが報告されました。

それに関して、解決できる方法はないかと、ある新聞社から取材を受けました。当時は、季節的にもまだ寒く、お腹が冷えてしまうことも問題になっていました。そこ

で提案したのが、手に入りやすく調理も簡単なカレー味のカップ麺に、ＥＸＶオリーブオイルを入れて摂取する方法でした。

お腹の冷えを解消するには、直接温かいものを飲むことが有効です。寒い時期に白湯を飲むだけでいくらかからだが温まるのは、誰もが経験したことがあるでしょう。水分を摂取することで便秘の解消にも効果が期待できます。しかし、これだけではなかなか排便促進につながりません。

そこで、**温め効果の高いスパイスが入ったカレーと、保温力が高く、大腸のはたらきを促すＥＸＶオリーブオイルの組み合わせ**を提案したのでした。

もちろん、ふつうのカレーにＥＸＶオリーブオイルをたらすのでもＯＫです。もし、胃腸の冷えを強く感じる方がいらっしゃいましたら、ぜひお試しください。

POINT!

- スパイスには血行を促し、体温を上げる効果が
- スパイスが入ったカレーは温め効果が抜群！
- ＥＸＶオリーブオイルを足すと、温め効果が持続

腸を温める食べ物③

かんたんシナモン・ジンジャー・ティー

シナモン（桂皮）とジンジャー（生姜）は、料理やお菓子に使うイメージがありますが、古くから漢方製剤としても用いられてきました。

このシナモンとジンジャーがともに使用されている漢方製剤に、「桂枝《けいし》加《か》芍薬《しゃくやく》湯《とう》」という薬があります。この桂枝加芍薬湯は、**からだが冷えやすい人や胃腸が弱い人に有効とされ、お腹の張りが強い、痛みがあるなどの症状に処方されます**。臨床の現場では、過敏性腸症候群（下痢型）の治療薬としても処方されてきました。

こうした薬効をヒントに私が考案したのが、シナモンとジンジャーをお湯に入れただけの、手軽な「シナモン・ジンジャー・ティー」です。

このお茶の温め効果を測定するために、ある調査を行いました。用意したのはシナ

モン・ジンジャー・ティーとただの白湯。冷え症もなく、お腹の調子も健康な4人の方に両方を飲んでいただいたところ、どちらも飲んですぐに、体温上昇が認められました。しかし、時間の経過とともに差が出てきたのです。

たとえば、ある女性は、白湯によって体温上昇が見られたものの、1時間後には36・3度に戻ってしまいました。しかし、シナモン・ジンジャー・ティーを飲んだ1時間後では36・6度と、より高い温度を維持できていたのです。他の被験者の方も同様の効果が表れました。**シナモンとジンジャーには温かいお湯によって上昇した体温の低下を防ぐ作用、つまり体温保持作用があった**のです。

POINT!

- シナモンとジンジャーは、漢方薬としても活躍
- シナモン・ジンジャー・ティーは体温上昇効果が
- さらに上昇した体温の低下を防ぐ作用も

シナモンとジンジャーの効用

シナモン

血管を拡張して血行をよくする作用が期待できる。漢方では発汗や整腸に効果があるとされている

ジンジャー

体温の降下を抑制する作用がある。漢方ではからだを温め、新陳代謝機能を高める効果があるとされている

シナモン・ジンジャー・ティーのつくり方

材料
お湯　500mℓ
シナモンパウダー　小さじ1
チューブ入りおろし生姜　1cm
オリゴ糖　小さじ2

つくり方
❶ シナモンパウダーとおろし生姜、オリゴ糖をカップに入れる
❷ ❶にお湯を注ぎ、混ぜれば完成。お好みでバニラエッセンスを数滴入れる

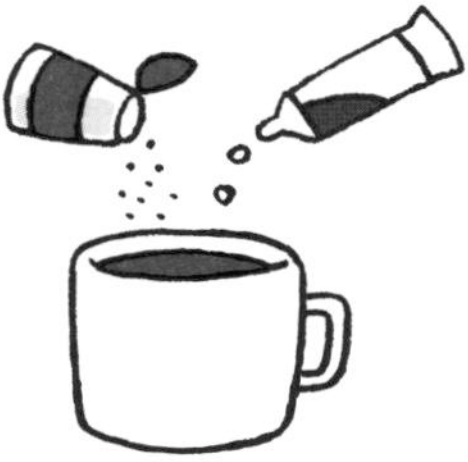

体温が上昇する午前中に飲むのがおすすめ

腸を温める食べ物④

整腸効果バツグンのオリーブ・ココア

ちょっと一息つくときなどに欠かせないのがホットドリンク。大腸を温め、動かすための飲み物として考案したのが、「オリーブ・ココア」です。これは、**EXVオリーブオイルと、食物繊維が含まれるココア、整腸作用があるオリゴ糖**にお湯を加えたもので、冷えと停滞腸（便秘）にとても有効なドリンクです。

このドリンクの有効性を確かめるため、オリーブ・ココア300㎖とただのココア300㎖とで、飲用後の体温を比較試験してみたところ、多くの被験者で、オリーブ・ココアのほうが体温保持効果が高いという結果が出ました。

また、興味深い発見もありました。2時間後の値で0・2度以上の体温上昇が見られた7例のうち、男性1例を除く6例の女性は、いずれも冷え症で、体型はどちらか

オリーブ・ココアの健康効果

ココア
腸内の善玉菌を増加させる効果、排便促進作用

＋

オリゴ糖
腸内の善玉菌を増加させる効果

＋

EXVオリーブオイル
保温効果、腸管刺激作用、排便促進作用

オリーブ・ココアのつくり方

材料
お湯　300ml
ココアパウダー（無糖）　小さじ2
EXVオリーブオイル　小さじ1～2
オリゴ糖　小さじ2～3

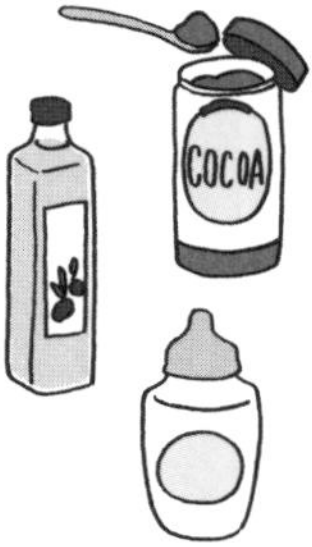

つくり方
❶ お湯にココアパウダーを入れて、よくかきまぜる
❷ オリゴ糖を入れ、最後にEXVオリーブオイルを入れる

冬にお腹が冷えて起こる停滞腸や、冷えによる便秘の悪化にうってつけのドリンク。保温力が高いので、午後や寝る前などにおすすめ

というとやせ型、食後に下腹部がふくらむ胃下垂《いかすい》タイプだったのです。

胃下垂とは、食事後に胃が骨盤内に下りてくる状態のこと。空腹時にオリーブ・ココアを飲めば、当然オリーブ・ココアのみが胃にたまります。その際に**ＥＸＶオリーブオイルで油膜ができたため、ココアが冷めにくくなって熱が徐々にからだに移行し、体温が上昇した**のだと考えられます。対して普通のココアでは、油膜ができずにすぐに冷めてしまうため、体温の上昇が続かなかったのでしょう。

温め効果が高い食材と、腸のはたらきを促す素材を組み合わせたこのドリンク、お腹が冷えやすい冬に、ぜひお試しください。

POINT!

- 食物繊維が豊富なココアは整腸に有効なドリンク
- ＥＸＶオリーブオイルを足すと、胃の中に油膜ができる
- それによって温まったからだが冷めにくくなる

腸を温める食べ物⑤

甘酒の高い保温力と整腸力のWの効果

腸にいい食べ物に発酵食品があります。なかでも、私が最近、とくに注目しているのが「甘酒」です。

甘酒は日本に古くからある発酵食品で、**腸内の善玉菌のエサになる食物繊維やオリゴ糖を豊富に含んで**います。

また、温めて飲めば、その高い保温力で腸冷えを解消します。甘酒は腸の健康に一石二鳥の効果を発揮してくれるのです。

私は甘酒の腸への健康効果を調べる目的で、被験者に市販の缶入り甘酒を一日1本（190㎖）、30日間飲んでもらい、便秘薬服用量、排便状況などの変化を調べたことがあります（ヒトを対象とする際の倫理的原則を定めたヘルシンキ宣言に則って施行）。缶入り甘酒を

利用したのは、成分が安定しているためです。

その結果、19人中18人に「排便状況の改善（ラクに排便できる）」「排便回数の増加」「便秘薬（酸化マグネシウム）の服用量を減らせた」などの効果が見られました。

また、便の形状についても、実験開始時には31・8％だった「泥・水状」という回答が、実験後は6・5％に減り、理想的な「バナナ状」という回答が59・1％から83・9％へと大幅に増えました。この結果からも、甘酒が腸のはたらきを促進することがわかります。

過去の研究では、試験管内での実験ではありますが、甘酒に含まれる酸性プロテアーゼという酵素が、腸内のビフィズス菌を増やすことも報告されています。

温めた甘酒のすごい保温効果！

さらに、私は甘酒の保温効果も検証しました。

実験方法は次のとおりです。

200㎖のビーカーに、①甘酒、②15％濃度のデンプン水溶液、③15％濃度の砂糖

甘酒による腸の改善効果

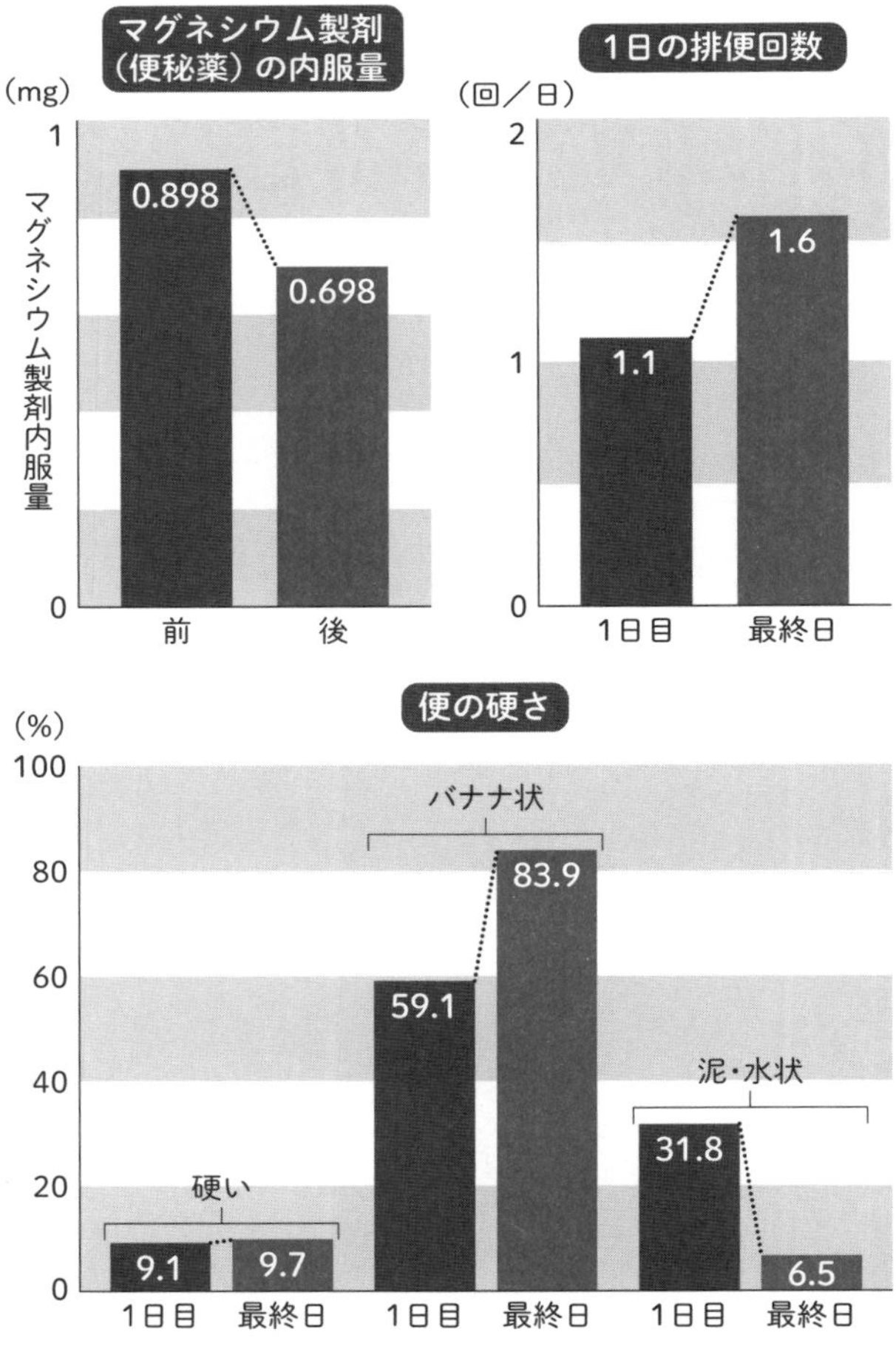
マグネシウム製剤（便秘薬）の内服量
(mg)
マグネシウム製剤内服量
1
0
0.898
0.698
前
後
1日の排便回数
(回／日)
2
1
0
1.1
1.6
1日目
最終日
便の硬さ
(%)
100
80
60
40
20
0
硬い
9.1
9.7
バナナ状
59.1
83.9
泥・水状
31.8
6.5
1日目
最終日
1日目
最終日
1日目
最終日

水、④純水（不純物を含まない水）を、それぞれ190㎖入れ、かきまぜながらヒーターで45～46度になるまで温め（②③の濃度は①と同じ）、その後の温度低下の様子を比較したのです。

すると、1度下がるのに最も時間がかかったのが①の甘酒でした。その後も甘酒の温度保持効果は続き、①→②→③の順で温度が高く保たれました。

これらの結果から、**甘酒がその高い保温効果で腸冷えを解消し、さまざまな腸の不調を改善してくれる**ことが期待できるといえます。

味噌、漬物などの発酵食品の摂取が減っている日本人にとって、手軽においしく飲める甘酒は、腸の健康のためにも意識してとりたい食品なのです。

甘酒には、麹でつくるタイプと、酒粕でつくるタイプがありますが、腸冷え対策には両者とも有効です。

酒粕タイプは少量のアルコールが含まれているので、未成年者やお酒に弱い方などは麹タイプを選ぶほうがいいでしょう。

「味に変化をつけたい」「甘酒の健康効果をさらに高めたい」というときは、**食物繊**

甘酒の保温効果

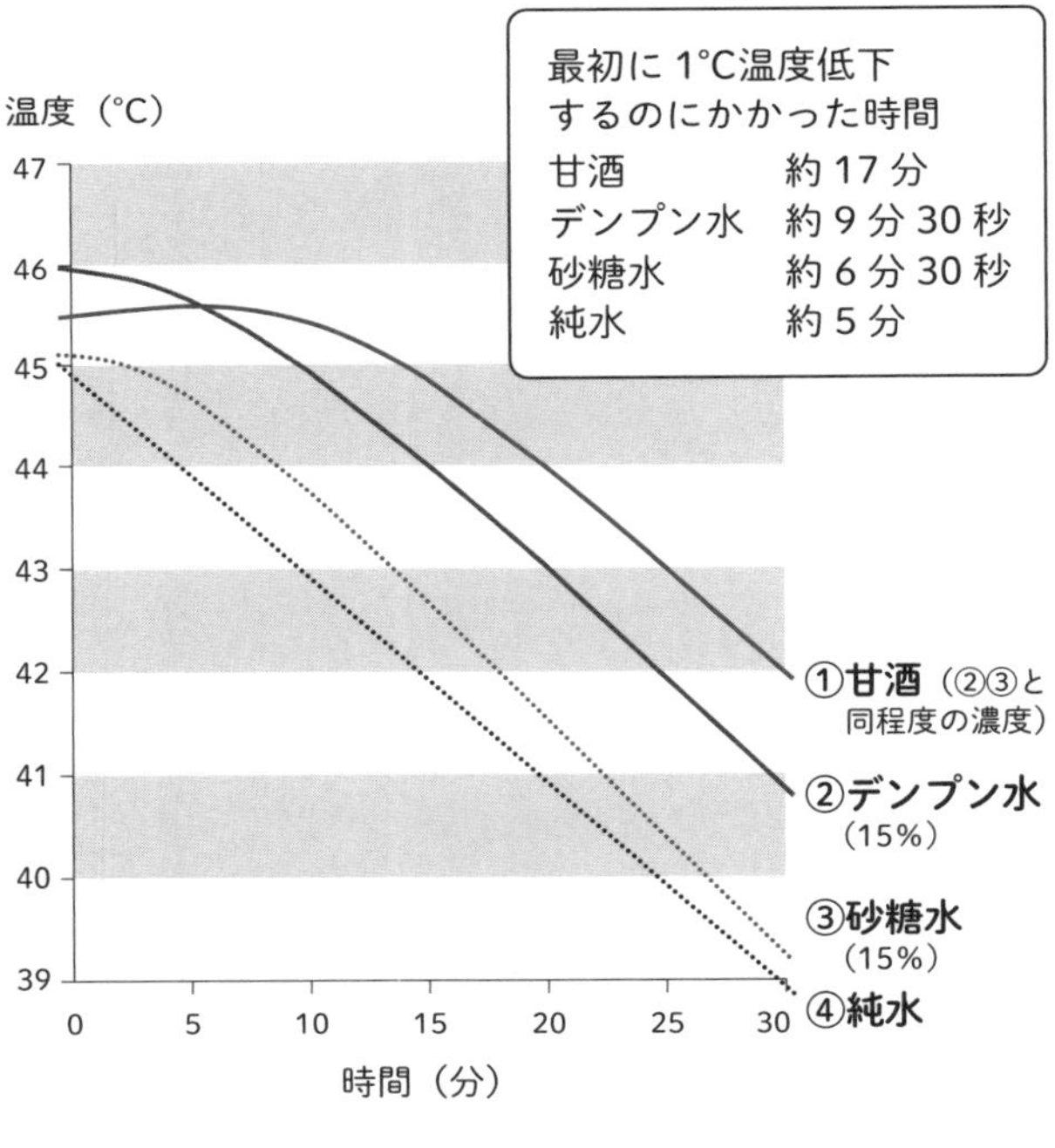

４種類を45〜46度に設定し、それぞれの温度が低下する時間を測定。
甘酒は約46度のところから１度低下するのに一番時間がかかり、その後の温度低下も最も遅かった。
つまり保温効果が高いことがわかる

維が豊富な純ココアパウダーを加えて、「甘酒ココア」にするといいでしょう。

また、ココアと同じく食物繊維が豊富で、オリゴ糖など腸にいい栄養素を多く含み、カロリーもそれほど高くないバナナを甘酒とまぜてつくる「バナナ甘酒豆乳」もおすすめです。

バナナ甘酒豆乳のつくり方

●材料（コップ2〜3杯分）

バナナ……1本
缶入り甘酒……1缶
オリゴ糖……適量　※甘さはお好みで加減してください
豆乳……200㎖

●つくり方

①バナナを1～2㎝の輪切りにする
②甘酒と①のバナナ、オリゴ糖をフードプロセッサー（またはジューサー）に入れて、なめらかになるまで回す。そこへ豆乳を加えて軽くまぜる
③冬は電子レンジで温めて、夏は冷やして飲む

ただし、甘酒には糖分（ブドウ糖）が含まれます。糖尿病の人が飲みすぎたり、空腹時に飲んだりすると、血糖値を急激に上げる危険性があるので注意が必要です。

POINT!

- 甘酒は腸内の善玉菌のエサになる栄養素が豊富
- 温めた甘酒を飲めば、お腹ポカポカが長く続く
- 純ココアを加えたり、バナナ＋豆乳と合わせるとより効果的

腸内細菌を元気にする食べ物①

味噌、しょうゆ、漬物などの発酵食品

腸内では、善玉菌と悪玉菌が絶えず勢力争いをしており、食事内容や睡眠、ストレスや健康状態などが、腸内細菌のバランスに大きな影響を与えています。

それらのバランスを整えてくれるのが乳酸菌だということ、乳酸菌には動物性乳酸菌と植物性乳酸菌の2種類があり、生きたまま大腸までたどり着いて作用するのは、植物性乳酸菌のほう、というお話は前述したとおりです（59ページ）。

植物性乳酸菌は温度変化に強く、胃液や腸液で死滅しにくいため、そのまま大腸まで到達して乳酸を放出し、大腸内を弱酸性に保ってくれます。大腸内が弱酸性に保たれると弱アルカリ性を好む悪玉菌はすみにくくなるため、おのずと善玉菌の割合が増えるというわけです。**善玉菌が増えれば、腸の免疫機能のはたらきもよくなるので、**

乳酸菌の種類と特徴

生息場所とその環境	植物性乳酸菌	動物性乳酸菌
どこに?	植物に由来するすべて	ミルク
どんな糖と関係している?	ブドウ糖、果糖、ショ糖、麦芽糖、多糖類など多様	乳糖のみ
栄養状態は影響するか?	栄養が豊富ではない場所やバランスが悪い場所でも生息できる	栄養が豊富でバランスが良い場所で生息
ほかの微生物と共存できる?	様々な微生物と共存できる	おおむね単独

資料：「植物性乳酸菌と動物性乳酸菌の比較」岡田早苗（東京農業大学）より作成

植物性乳酸菌と動物性乳酸菌を含む食品

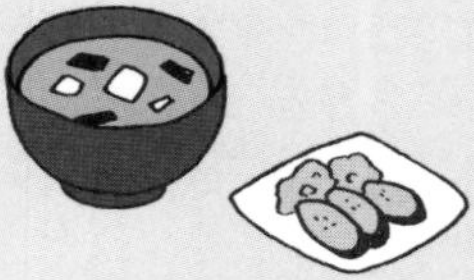

植物性乳酸菌

植物由来。漬物、キムチ、ザーサイ、ザワークラウト、ピクルス、味噌、しょうゆ

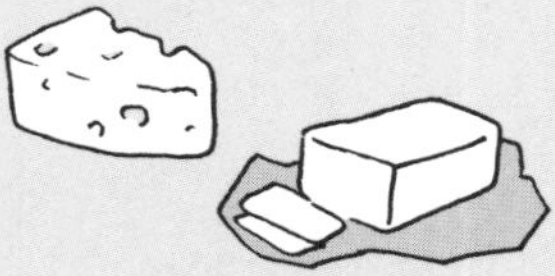

動物性乳酸菌

チーズ、ヨーグルト、発酵バター

感染症にかかりにくくなりますし、大腸がんの予防にもなります。

また、植物性乳酸菌の整腸作用によって腸内環境が改善されると、便秘解消にもつながり、大腸のさまざまな病気も防ぎます。

この植物性乳酸菌は、ぬか漬けや野沢菜漬け、スグキ（京野菜）の漬物など、乳酸発酵した漬物や、発酵調味料である味噌やしょうゆなどに含まれています。

また、韓国のキムチやドイツのザワークラウトなど他国の伝統食にも、植物性乳酸菌が豊富に含まれています。発酵食はまさに、先人たちの知恵と経験によって育《はぐく》まれた健康食といえるでしょう。

POINT!

・大腸内では善玉菌と悪玉菌が競い合っている
・環境に強い植物性乳酸菌は生きたまま大腸に届く
・植物性乳酸菌は漬物、味噌、しょうゆなどに豊富

腸内細菌を元気にする食べ物②

食物繊維を理想的にとるには、ここに注目

食物繊維には便通を促して腸をきれいにする作用はもちろん、善玉菌を増やして腸内のバランスを整える、過食を抑制する、血糖値の上昇を抑える、老廃物を排泄する、免疫を活性化するなど、さまざまな作用が期待できます。

しかし、ダイエットでカロリーを気にするあまり、食物繊維の摂取量が少なくなり、結果的に腸のはたらきが悪くなってしまっている方がいます。

食物繊維をしっかりとりたいけど、カロリーは抑えたい、という人に向けて私が考案したのが、「F・I値（ファイバー・インデックス値）」（110〜112ページ）です。これは食材に含まれる100g中のカロリーと食物繊維量の比率のこと。F・I値が低いものほど、食物繊維が多くて低カロリーな食材ということになります。

	食品名	エネルギー (kcal)	食物繊維 (g)	F・I値	S・F値
野菜	そら豆（茹）	112	4.0	28	10
	大根（茹、皮むき）	18	1.7	10.6	47
	たけのこ（茹）	30	3.3	9.1	12
	たまねぎ	37	1.6	23.1	41
	チンゲン菜（茹）	12	1.5	8.0	20
	冬瓜（茹）	16	1.5	10.7	33
	ゴーヤ	17	2.6	6.5	19
	にんじん（生）	36	2.4	15	25
	にんじん（茹）	36	2.8	13	33
	白菜（茹）	14	1.3	10.8	23
	青ピーマン（生）	22	2.3	9.6	26
	ほうれん草（生）	20	2.8	7.1	25
	芽キャベツ（茹）	49	5.2	9.4	25
	大豆モヤシ（茹）	34	2.2	15.5	14
	サニーレタス	16	2.0	8.0	30
	蓮根（茹）	66	2.3	28.7	9
	さつまいも（蒸）	134	2.3	58	26
	じゃがいも（蒸）	84	1.8	46.7	33
	しらたき	6	2.9	2.1	／
	里芋（水煮）	59	2.4	24.6	38
	やつがしら（水煮）	93	2.8	33.2	32
	くずきり（茹）	135	0.8	169	／
種子類	アーモンド	587	10.1	58.1	8
	カシューナッツ	576	6.7	86	12
	くるみ	674	7.5	90	8
	ピスタチオ	615	9.2	67	15
	ヘーゼルナッツ	684	7.4	92	12
	マカデミアナッツ	720	6.2	116	／
	落花生（乾燥）	562	7.4	75.9	5
果実	アボカド	187	5.3	35	32
	いちご	34	1.4	24	36
	みかん	46	1.0	46	50

主な食品のF・I値とS・F値（100g中）

	食品名	エネルギー（kcal）	食物繊維（g）	F・I値	S・F値
穀類・麺類	精白米（ごはん）	168	0.3	560	—
	玄米	165	1.4	118	14
	2:1もち麦ごはん	144	1.9	75	47
	そば（茹）	132	2.0	66	25
	うどん（茹）	105	0.8	131	25
	パスタ（茹）	165	1.7	97	29
	食パン	264	2.3	115	17
	ライ麦パン	264	5.6	47	36
	あわ（精白粒）	367	1.5	107	12
	ひえ	366	4.3	85	9
	フランスパン	279	2.7	103	44
	クロワッサン	448	1.8	249	50
	中華麺（茹）	149	1.3	115	38
	コーンフレーク	381	2.4	159	12.5
	とうもろこし	350	9.0	39	7
野菜	モロヘイヤ（茹）	25	3.5	7.1	19
	ブロッコリー（茹）	27	3.7	7.3	22
	レタス	12	1.1	10.9	22
	きゅうり	14	1.1	12.7	18
	トマト	19	1.0	19	30
	アスパラガス（茹）	24	2.1	11.4	24
	さやいんげん（茹）	26	2.6	9.2	23
	枝豆（茹）	134	4.6	29.1	11
	さやえんどう（茹）	34	3.1	11.0	29
	グリンピース（茹）	110	8.6	12.8	12
	オクラ（茹）	33	5.2	6.3	31
	かぶ（根）	20	1.5	13.3	20
	かぼちゃ（茹）	60	3.6	16.7	22
	カリフラワー（茹）	26	3.2	8.1	22
	キャベツ	23	1.8	12.8	25
	春菊（茹）	27	3.7	7.3	30
	セロリ	15	1.5	10	20

	食品名	エネルギー (kcal)	食物繊維 (g)	F・I値	S・F値
果実	オリーブ(ピクルス)	145	3.3	44	6
	甘柿	60	1.6	38	13
	干し柿	276	14.0	20	9
	キウイフルーツ	53	2.5	21	28
	グレープフルーツ	38	0.6	63.3	33
	すいか	37	0.3	123	33
	プルーン(生)	49	1.9	26	47
	プルーン(乾燥)	235	7.2	33	47
	梨	43	0.9	48	22
	夏みかん	40	1.2	33	33
	パイナップル(生)	51	1.5	34	7
	バナナ	86	1.1	78	9
	ぶどう	59	0.5	118	50
	干しぶどう	301	4.1	73.4	29
	ブルーベリー	49	3.3	15	15
	メロン	42	0.5	84	40
	桃	40	1.3	31	46
	りんご(皮むき)	57	1.4	40.7	28.5
	レモン	54	4.9	11	41
キノコ類	えのきたけ(茹)	22	4.5	5	7
	きくらげ(茹)	13	5.2	2.5	／
	しいたけ(茹)	19	4.8	4.1	4
	本しめじ(生)	12	1.9	4.2	21
	まいたけ(茹)	18	4.3	4.7	4
	マッシュルーム(茹)	16	3.3	4.8	3
海藻類	真昆布	145	27.1	5.4	／
	ところてん	2	0.6	3	／
	寒天	3	1.5	2	／
	もずく	4	1.4	2.9	／
	わかめ(生)	16	3.6	4	／
	わかめ(乾)	17	5.8	2.9	／

出所：文部科学省「日本食品標準成分表2015年版（七訂）」
準拠：「七訂　食品成分表2016」（女子栄養大学出版部）
注：S・F値の空白欄は不溶性食物繊維と水溶性食物繊維の分析が不可能であるため

寒天など海藻類やキノコ類などのように、カロリーが低くて、食物繊維量が多く含まれる食材もたくさんあります。主食についても、白米よりもそばのほうが、食物繊維が豊富で低カロリーだとわかります。

また、前述したように食物繊維には水溶性と不溶性の2種類があり、食物繊維をとる際は、不溶性と水溶性のバランスを意識する必要があります。そこで、食物繊維総量に占める水溶性食物繊維量の割合も「S・F値（サルバブル・ファイバー値）」で示しました。S・F値が高いほど、水溶性食物繊維を多く含むということです。**腸の不調を感じたら、S・F値が高い食材を選ぶとよい**でしょう。

POINT!

- 食物繊維には腸内バランスを整えるなどの効果が
- 海藻やキノコはカロリーが低くて食物繊維が豊富
- 腸が不調なときは水溶性食物繊維が豊富な食品を

腸内細菌を元気にする食べ物③

最強の地中海式和食「スーパー大麦＋オリーブオイル納豆」

スーパー大麦（バーリーマックス）という食品があります。

オーストラリアで開発された大麦の一種で、**100gあたりの食物繊維は23gと、白米の約40倍**もあります。さらに、大麦β《ベータ》ーグルカンという水溶性食物繊維をたくさん含んでいるのが特徴です。さらに、ヒトの胃・小腸では消化されずに大腸に届くことで食物繊維様《よう》のはたらきをする難消化性デンプンも多く含んでいます。

βーグルカンには、**悪玉コレステロール値を下げる、糖質の吸収を抑え食後血糖値の上昇を抑える、満腹感を維持する、などのはたらき**があります。

さらに、「セカンドミール効果」といって、糖質の吸収を抑えるはたらきが次の食事まで続くため、ダイエットにはもちろん、糖尿病予防にも効果を発揮するのです。

ごはんは、スーパー大麦をまぜて麦ごはんにしていただきましょう。茶碗1杯で約4・6gの食物繊維がとれます。スーパー大麦が手に入りにくい方は、同じように大麦β-グルカンが多く含まれているもち麦や押し麦で代用してもいいでしょう。

スーパー大麦ごはんのつくり方

●材料（2人分）

白米……1合

スーパー大麦……大さじ4

水……米を炊く水＋スーパー大麦分の80㎖

●つくり方

①白米を研いで炊飯器に入れる

②炊飯器に1合の目盛りまで水を入れる

③スーパー大麦とスーパー大麦分の水を入れる
④炊飯する　※スーパー大麦は研《と》ぐ必要はありません

スーパー大麦ごはんのままで食べてもいいですが、これに発酵食品である納豆に、腸への健康効果が高いオリーブオイルを加えてまぜた「オリーブオイル納豆」をかけると、さらに腸によい食事になっておすすめです。

この「スーパー大麦ごはん＋オリーブオイル納豆」は、日本人の腸の健康にとくにいいと考えられる「地中海式和食」（154ページ）の最強メニューともいえます。

POINT!

- **スーパー大麦は食物繊維が白米の約40倍**
- **悪玉コレステロール値を下げ、食後血糖値の上昇を抑える**
- **オリーブオイル納豆と食べ合わせると最強**

大麦β－グルカンの主な健康効果

①心臓・循環器系の健康維持
→血圧上昇抑制機能

②脂質代謝
→血中コレステロール低下、脂質吸収抑制作用

③糖代謝
→血糖値上昇抑制作用、血中インスリン濃度調整作用、糖尿病予防効果

④消化管への作用
→整腸作用（プレバイオティクス効果）、腸内細菌による発酵促進、胃粘膜保護作用

⑤免疫調整作用
→腸管免疫の活性化作用、感染防御作用、抗アレルギー効果

スーパー大麦の食物繊維は白米の40倍！

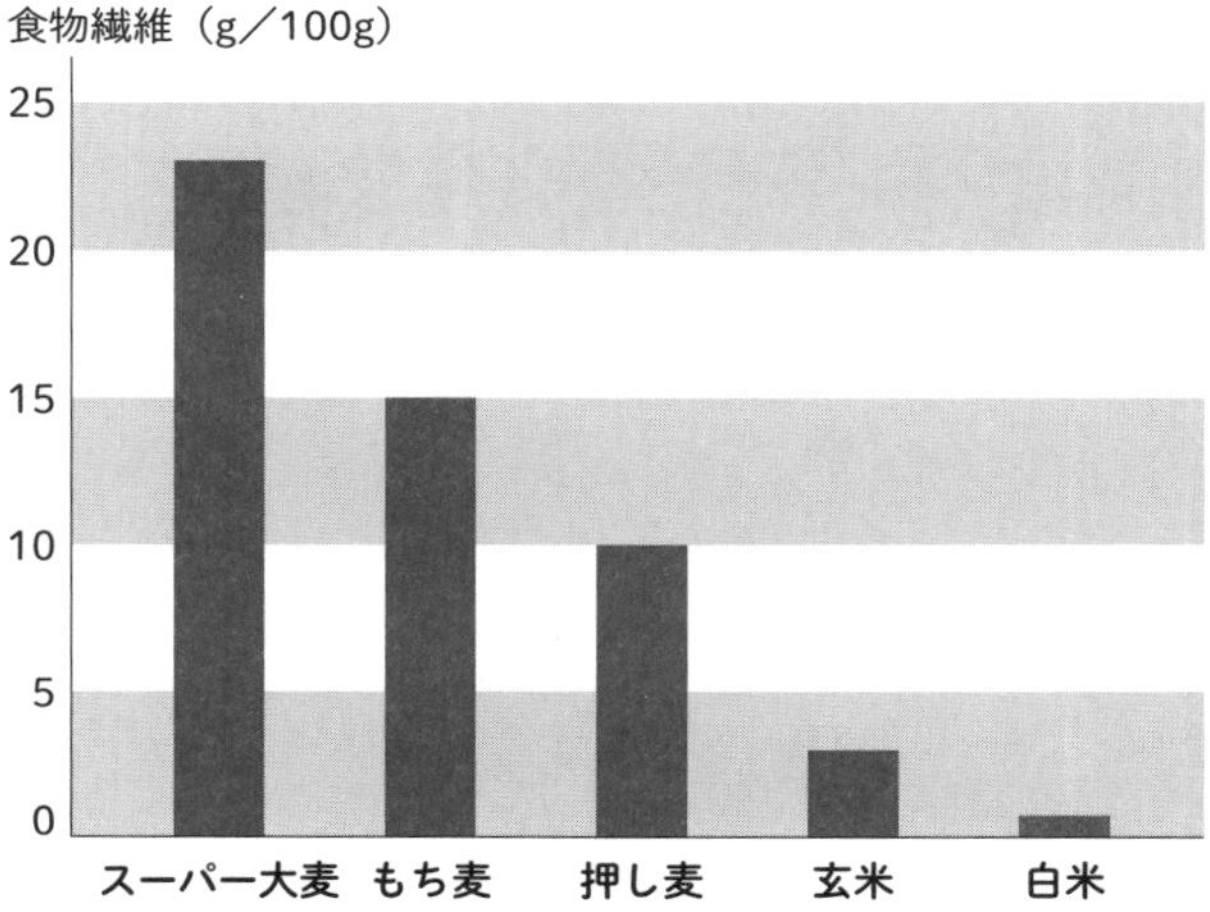

スーパー大麦バーリーマックス、もち麦／（一財）日本食品分析センター分析値
押し麦、玄米、白米／日本食品標準成分表 2015

腸内細菌を元気にする食べ物④

砂糖の代わりに、善玉菌を増やすオリゴ糖を

オリゴ糖とは、その名のとおり糖類の一種です。119ページの表のようにさまざまな種類があり、穀類をはじめ、豆類、野菜、果実などに含まれています。また、オリゴ糖を精製し、液状または粉末状にした製品も市販されています。

オリゴ糖類は、小腸など消化管において消化・吸収され、エネルギーになる消化性オリゴ糖と、消化管（小腸）では吸収されず大腸に到達する難消化性オリゴ糖に大きく分けられます。

とくに腸によいとされるのは、難消化性オリゴ糖です。

難消化性オリゴ糖は大腸で細菌によって発酵し、酢酸、プロピオン酸、酪酸《らくさん》などの短鎖《たんさ》脂肪酸となって吸収されてエネルギーとなります。また、**腸のぜん動運動を促進**

主なオリゴ糖の種類と特徴

フラクトオリゴ糖	タマネギ、バナナ、ゴボウ、ニンニクなどの野菜に含まれる。虫歯になりにくく、難消化性。善玉菌を増殖させて腸内環境を整える作用がある
キシロオリゴ糖	食物繊維を特別な酵素で分解して精製される。虫歯になりにくく、低カロリーで難消化性。整腸作用が強く、便通の改善作用がある
大豆オリゴ糖	大豆に含まれるオリゴ糖の総称。腸内のビフィズス菌を増やし、整腸作用により便通を改善したり、免疫力を向上させる効能がある
ガラクトオリゴ糖	母乳に含まれているオリゴ糖で、健康食品では乳糖（ラクトース）を原料に精製される。腸内のビフィズス菌の増殖作用のほか、タンパク質の消化吸収を助ける効能も
イソマルトオリゴ糖	はちみつ、しょうゆ、味噌、酒などにやや含まれている。虫歯になりにくく、ビフィズス菌や乳酸菌といった有用菌を活性化させ、腸内環境を良好に保つ効能がある
乳果オリゴ糖	天然のサトウキビのショ糖と牛乳の乳糖を原料にしてつくられる。虫歯になりにくく、低カロリーで難消化性。高いビフィズス菌増殖機能を持つ
ラフィノース	キャベツ、アスパラガスなどに含まれており、砂糖大根からも精製される。低カロリーで難消化性。整腸作用のほか、免疫力の向上、アレルギー症状の緩和などの研究報告も

したり、**腸管内を酸性に保つはたらきをします**。

血糖値へのよい影響も見逃せません。難消化性オリゴ糖類は、消化酵素によっても消化・吸収されないので、摂取後の血糖値の上昇は、ほとんど見られないのです。その結果、**血中インスリンの濃度にもほとんど影響を与えません**。

さらに、整腸作用もあります。難消化性オリゴ糖は、小腸で消化・吸収されず大腸に到達し、**善玉菌のビフィズス菌を増やすはたらきをします**。よく、ヨーグルトとオリゴ糖をセットで摂取すると健康によいといいますが、それはこのはたらきを利用したものなのです。

POINT!

- オリゴ糖は穀類などに含まれる糖類の一種
- 消化性オリゴ糖と、難消化性オリゴ糖がある
- 難消化性オリゴ糖には善玉菌を増やす作用も

大腸がんを予防する食べ物①

腸を病気から守るファイトケミカル

私たちが生命を維持するためのエネルギーは、細胞で酸素が燃焼することによってつくられます。その副産物として発生するのが「活性酸素」です。活性酸素は、体内に侵入してきた病原菌やウイルスを殺す白血球やマクロファージには欠かせないものであり、ホルモンを合成する際にも重要な役割をはたしています。

通常、それらの役目を終えた活性酸素は無害化されます。しかし、喫煙や食品添加物、化学薬品、排ガス、紫外線、脂肪のとりすぎなどによって、**活性酸素が局所的に過剰に発生してしまうと、毒性を発揮し、腸をはじめ体内のあらゆる器官を酸化させ、がんなどの生活習慣病や老化を引き起こす**原因となるのです。

過剰な活性酸素による悪影響を防ぐため、人体には活性酸素を消去する抗酸化シス

テムがあります。このシステムにおいて、重要な役割をはたしてくれるのがファイトケミカルの中の抗酸化物質です。

ファイトケミカルは「植物に含まれる化学成分」の総称で、その約90％は野菜、果実などの食品に含まれています。抗酸化作用でよく話題となるポリフェノールや大麦に含まれるβ-グルカン（114ページ）もファイトケミカルです。

ファイトケミカルには抗酸化作用のほか、免疫細胞を活性化するなど、免疫力を増強する作用や、がんを抑制する作用が認められているものもあります。ファイトケミカルが豊富な食べ物を、ぜひ食生活に取り入れていきましょう。

POINT!

- 活性酸素は細胞で酸素が燃焼したときに発生する
- 活性酸素が過剰に発生するとがんや老化の原因に
- ファイトケミカルには活性酸素を消去する効果が

効能別・ファイトケミカルを含む食品

①抗酸化作用を持つもの	EXVオリーブオイル、赤ワイン、赤じそ、クランベリー、緑茶、トマト、スイカ、タマネギ、ニンニクなど 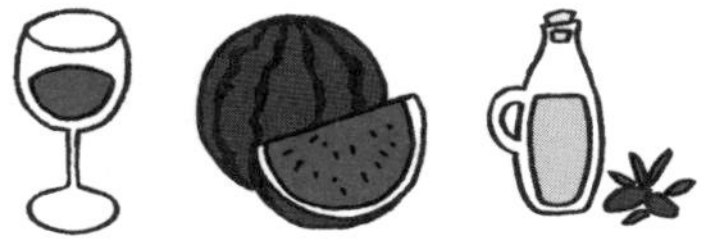
②発がん物質を抑制するもの	ブロッコリー、キャベツ、白菜（以上アブラナ科の野菜）、ワサビ、カラシ、マスタード、ニンニク、ネギ類、大豆、スイカ、トマト、キノコ類など 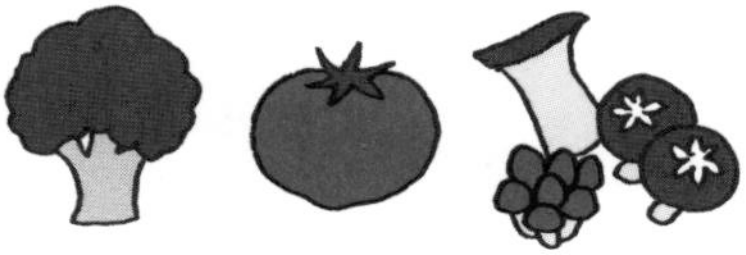
③免疫力を高めるもの	大麦、キャベツ、ニンニク、ネギ類、クランベリー、キノコ類、バナナ、ニンジン、海藻類、白菜など 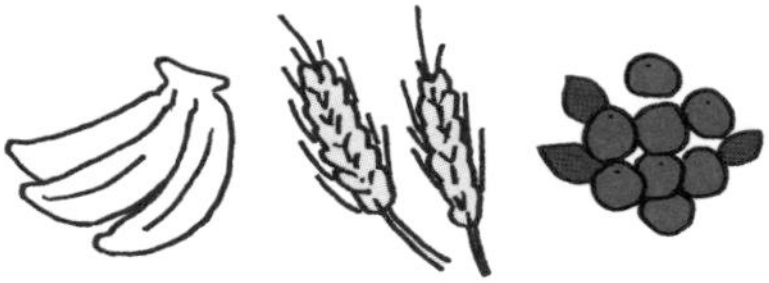

大腸がんを予防する食べ物②

EXVオリーブオイルの驚異の抗酸化作用

87ページで、腸の温め作用が強い食品として、EXVオリーブオイルをご紹介しました。**EXVオリーブオイルには、油脂の中で最も強い抗酸化作用もある**ことが判明しています。

一般に油は酸化しやすいものですが、EXVオリーブオイルにはオレイン酸、ポリフェノール、ビタミンE、葉緑素などの抗酸化物質が豊富に含まれているため、酸化しにくいのです。この作用が、細胞を酸化させて傷つける酸化ストレスにも有効だと考えられています。

動物実験では、EXVオリーブオイルに含まれるポリフェノールの一種が、大腸がんの発症に関わるとされている二次胆汁《たんじゅう》酸の活性酸素に対し、有効に作用するという

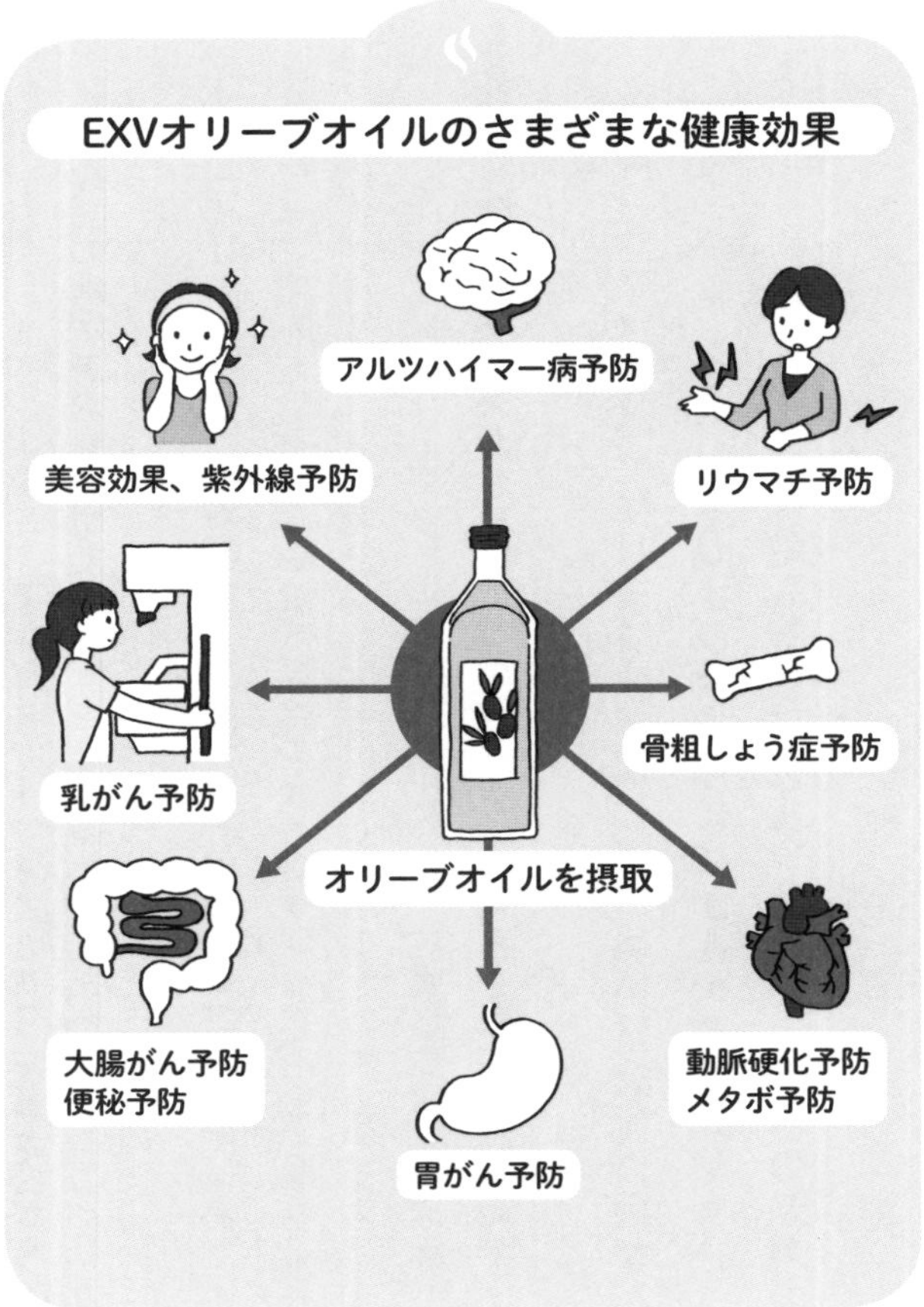
EXVオリーブオイルのさまざまな健康効果
アルツハイマー病予防
美容効果、紫外線予防
リウマチ予防
乳がん予防
骨粗しょう症予防
オリーブオイルを摂取
大腸がん予防
便秘予防
動脈硬化予防
メタボ予防
胃がん予防

報告もされています。実際に、**ＥＸＶオリーブオイルの摂取量が多い南イタリアやスペインなどの地中海沿岸地域では、大腸がんにかかる人が少ない**ことが指摘されています。

また、オリーブオイルの中でもＥＸＶオリーブオイルだけにオレオカンタールというポリフェノールが含まれています。オレオカンタールは、強い抗炎症作用を持っていて、アルツハイマー病や関節リウマチに対して有効とされています。

つまり、ＥＸＶオリーブオイルは、**抗酸化作用、抗炎症作用という腸やからだの老化防止・健康維持に欠かせない二つの大きなはたらきをしてくれる**のです。

POINT!

- ＥＸＶオリーブオイルには、強い抗酸化作用がある
- ＥＸＶオリーブオイルにはがんの予防効果も
- 抗炎症作用もあり、アルツハイマー病への効果も

大腸がんを予防する食べ物③

青魚のDHA、EPAには発がんを抑える効果も

グリーンランドに住む先住民イヌイットの健康調査をしたところ、大腸がんなど欧米型の疾患が少ない、ということが判明しました。

極寒の地グリーンランドでは農業は難しいため、イヌイットたちは野菜をほとんどとらず、アザラシや魚類から脂肪をとることが中心の食生活でした。そこで注目されたのが、アザラシや魚の脂に含まれる**不飽和脂肪酸のDHA（ドコサヘキサエン酸）やEPA（エイコサペンタエン酸）**です。

動物実験でも、**DHAやEPAには、大腸がんの増殖を抑える効果がある**ことが報告されています。DHAやEPAが細胞膜にはたらきかけ、がんの増殖を促す因子の反応を抑えるからだと考えられています。

さらに、DHAやEPAには、**腸に集まった免疫のはたらきをアップさせる作用があること**もわかっています。**DHAやEPAはイワシやサバなどの脂に多く含まれています**。日本でも、肉より魚が食生活の中心だった1960〜70年代には、大腸がんによる死亡率が低かったことが指摘されています。

魚の摂取量が減っている昨今ですが、肉に代わり、魚のおかずを増やすなどの工夫をして、積極的にとるようにしたいものです。たとえば、夕食に魚、肉を交互にとればよいのです。

POINT!

・DHAやEPAは大腸がん予防に効果あり
・免疫のはたらきをアップさせる作用も
・DHAやEPAはイワシなど魚の脂に含まれる

DHAやEPAのはたらきと、効率よく摂取できる料理法

DHA	●血管や赤血球の細胞膜をやわらかくし、血流を促す／コレステロール値の上昇を抑える／中性脂肪を減らす ●脳のはたらきを活性化させる栄養素を増やす ●網膜細胞をやわらかくする ●多く含まれる魚：マグロ（トロ）、ブリ、サンマ、ハマチ、イワシ、サバ、カツオ、真鯛、アジ、スルメイカ、ウナギ、鮭など
EPA	●血小板が寄り集まって固まるのを防ぐ ●中性脂肪を減らす／悪玉コレステロールを減らし、善玉コレステロールを増やす ●炎症やアレルギーの原因となる物質を減少させる ●炎症を抑える ●精神を安定させる ●多く含まれる魚：マグロ（トロ）、イワシ、サバ、ハマチ、ブリ、サンマ、真鯛、カツオ、アジ、ウナギ、鮭など

おすすめの調理法

DHA、EPAともに、調理をすると成分が流出してしまうので、刺身が一番効果的。加熱するなら、魚から出た油も一緒に食べられる蒸し焼きやホイル焼きがおすすめ。野菜などと炒めて油をからめたり、油に調味料を加えてソースにしても

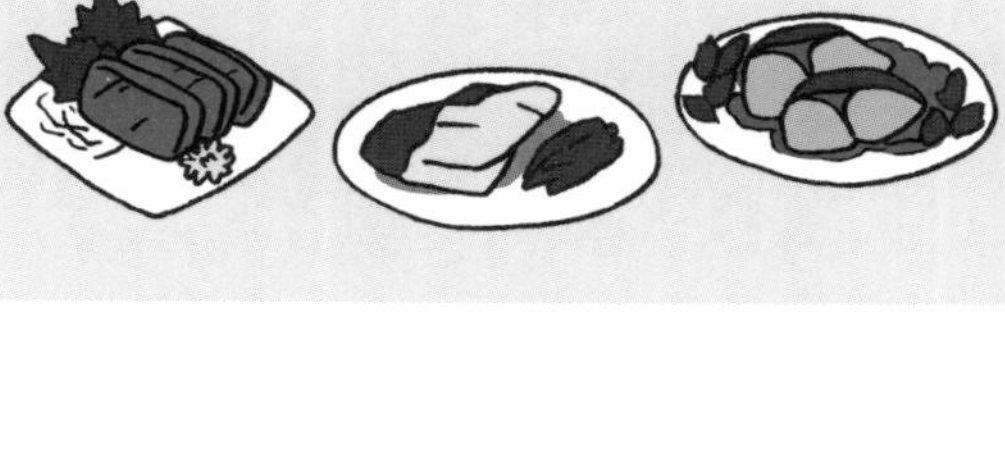

大腸がんを予防する食べ物④

がん予防に効果的なカルシウム

カルシウムは、骨の材料になるだけではありません。2007年の世界がん研究基金／米国国立がん研究所の「食品・栄養・身体活動とがん予防」と題された報告書には、カルシウムが、ほぼ確実にがんのリスクを低下させる効果がある栄養素として挙げられていました。

カルシウムは、とくに大腸がんへの効果が期待されています。脂肪を摂取すると胆汁の分泌量が増えますが、胆汁に含まれる胆汁酸が酸化した二次胆汁酸は、大腸がんの引き金になりやすいことがわかっています（124ページ）。

まだ実験段階ですが、カルシウムにはこの胆汁酸を吸着し、便中に排出するはたらきがあることがわかってきました。

カルシウムが豊富な食品
（からだへの吸収率が高い順）

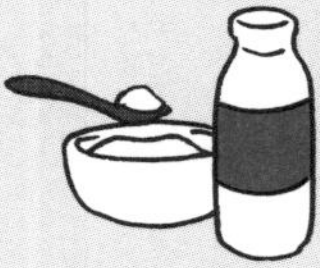

①牛乳やヨーグルト、チーズなどの乳製品

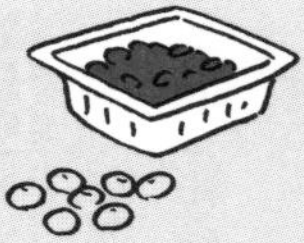

②豆類や豆腐、納豆などの豆製品

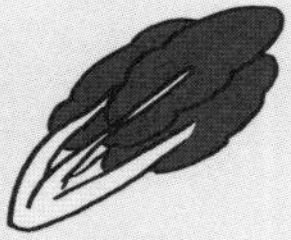

③ダイコンの葉や春菊、小松菜などの緑の野菜

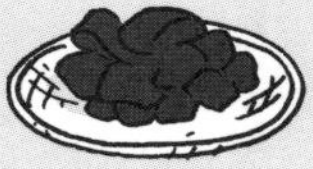

④ワカメ、ひじきなどの海藻

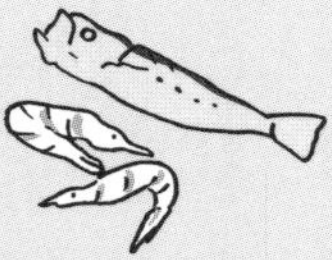

⑤干しエビや丸干しイワシ、ワカサギ、しらす干しなどの小魚

＋カルシウムの吸収を助けてくれるビタミンDが豊富な食品

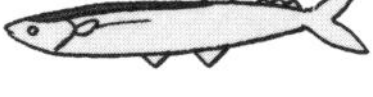

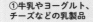

鮭、サンマ、しらす干しなど魚介類

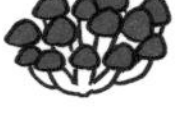

きくらげ、しめじ、まいたけなどキノコ類

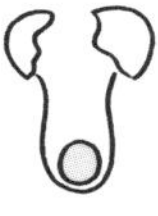

卵

1990年代に発表された海外の疫学的研究においても、食事やサプリメントでの**カルシウム摂取量の多い人は、大腸がんの発症リスクが抑えられる**と結論づけられています。とくにカルシウム摂取量が多いグループの大腸がんになるリスクは、最も少ないグループに比べて22％も低いという結果でした。

カルシウムはさまざまな食品に含まれていますが、**体内に吸収されにくい栄養素で、食べた分だけ取り込めるわけではありません**。食品によって吸収率が違うので、それをふまえて効率よく摂取しましょう。また、**カルシウムの吸収を助けてくれるビタミンDが豊富な食品と組み合わせて食べるのもおすすめです**。

POINT!

- カルシウムは大腸がんを引き起こす物質を排出してくれる
- 大腸がんのリスクを下げる効果が期待されている
- ビタミンDはカルシウムの吸収を助けてくれる

腸の免疫力を高める食べ物①

いま注目！ もち麦（大麦）のβ-グルカン

最近、114ページでも紹介した「β-グルカン」が注目を集めています。このβ-グルカンは多糖類の一種で、水溶性食物繊維に分類されています。**大麦やキノコ類に豊富な成分で**、大麦100gには、β-グルカンが3〜6g含まれています。

大麦のβ-グルカンには、悪玉コレステロール値低下、血糖値上昇抑制等が認められるほか、アメリカのFDA（食品医薬品局）は、大麦や大麦を含む食品に「冠動脈疾患（心臓病）のリスク低下に役立つ」と表示することを許可しています。

さらにβ-グルカンは、免疫系に作用することもわかってきました。動物実験で、β-グルカンがマクロファージや樹状細胞などに結合することで、T細胞やNK細胞といった**免疫細胞を活性化する**ことが確認されました。人体のデータはこれからなの

ですが、人体の免疫系にも有効なことは十分に考えられます。

また、大麦に豊富に含まれる水溶性食物繊維には、**大腸内に存在する善玉菌の増殖を助け、悪玉菌の増加を抑制する**効果が指摘されています。

FDAによれば、効果のある大麦のβ-グルカン摂取量は、1日3g。大麦100g強（炊く前の量）を食べれば摂取できます。

大麦にも押し麦や丸麦、米粒麦、スーパー大麦などいろいろな種類がありますが、とくにおすすめなのは、β-グルカンが豊富でもちもちした食感がおいしい「もち麦」や「スーパー大麦」です。


POINT!

- 水溶性食物繊維のβ-グルカンが注目されている
- 免疫を活性化させる効果や善玉菌を増やす作用が
- 大麦（もち麦）やキノコ類はβ-グルカンが豊富

もち麦にはこんなに健康効果が!

ダイエット効果	白米に比べカロリーが低いうえ、ダイエット効果の高い水溶性食物繊維が白米よりも豊富
血糖値上昇を抑える	水溶性食物繊維が糖の吸収をゆるやかにし、血糖値の上昇を防ぐため、糖尿病予防に
太りにくい体質に	食後も血糖値が上がらないと、脂肪をため込むインスリンの分泌が抑えられ、太りにくい状態が長時間続く
免疫力のアップ	水溶性食物繊維のはたらきで腸内環境が改善。免疫細胞を活性化させる効果も
血中コレステロール値が低下	脂質の分解を促し、体外へ排出する作用があり、血中コレステロール値を下げ、脂肪の蓄積を防ぐ
塩分の吸収を抑制	水溶性食物繊維が塩分の吸収を抑制。またカリウムが余分な塩分を排出するので高血圧症の予防に

もち麦ごはんの基本の炊き方

材料

白米　1合

もち麦　0.5合

（基本的な配合は白米2：もち麦1）

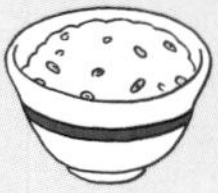

つくり方

❶ 白米を洗って炊飯器にセットし、水加減をする

❷ もち麦（洗わないでOK）ともち麦の2倍量の水を加えて吸水させる。夏場なら15分、冬場は30分程度

❸ 炊飯器の通常の炊飯モードで炊く

腸の免疫力を高める食べ物②

免疫力アップに欠かせないグルタミン

腸の免疫力アップには、グルタミンという栄養素も欠かせません。

グルタミンは小腸粘膜細胞にとって最大のエネルギー源で、大腸粘膜細胞にとっても2番目のエネルギー源です（1番は酪酸）。さらに、小腸の粘膜を修復したり、粘膜細胞のはたらきを高めて吸収を促したり、リンパ球の栄養分になったりするなど、腸の免疫作用にとって不可欠の栄養素といえます。

グルタミンの多くは筋肉からつくられるので、タンパク質をきちんととっていれば、問題はないといわれています。しかし**病気や激しい運動などでからだが消耗したときは**、臓器のダメージを修復するために、グルタミンが腸粘膜のエネルギー源として大量消費されるので、**とくに意識して補給する必要があります**。

グルタミンが豊富な食品

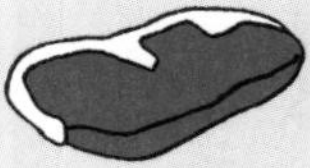

肉類

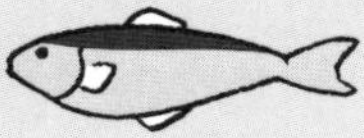

魚類

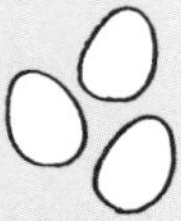

卵

グルタミンは熱に弱く、40度以上の熱が加わると成分が変性してしまうので、生か、生に近い状態でとることが有効

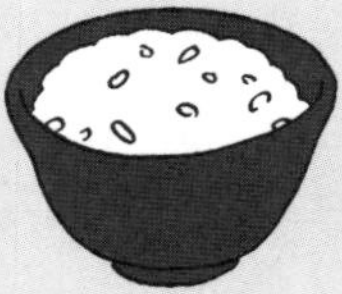

発芽大麦

白米に1～2割、
発芽大麦を混ぜて炊くと、
もちもちした食感で、
おいしく食べられる

たとえばこんなメニュー

- ●卵かけごはん
- ●マグロのカルパッチョ
- ●発芽大麦ごはんの山かけ丼

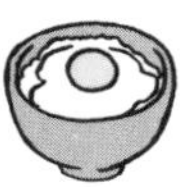

また腸炎などを起こす病原菌が腸に侵入すると、免疫細胞であるマクロファージやリンパ球が対抗して感染を防ぎますが、グルタミンは、これらの免疫細胞のエネルギー源でもあるので、細菌感染したときには、さらに多くのグルタミンを必要とします。**グルタミンは生肉や生魚、生卵などに多く含まれていますが、効率的にとるなら発芽大麦がおすすめ**。発芽大麦は大麦の種を発芽させたもので、市販されています。ビタミンやミネラル、β-グルカン、さらにはGABA（γ《ガンマ》-アミノ酪酸）など、さまざまな栄養素を含んでいます。

POINT!

- グルタミンは腸の粘膜のはたらきを促す
- からだが消耗するとグルタミンが不足してしまう
- 生肉や生魚、生卵、発芽大麦に多く含まれる

腸の運動力を高める食べ物①

「出汁《だし》」のグルタミン酸は腸のパワーの源

前項ではグルタミンを紹介しましたが、それと名前が似ていて混同されやすいグルタミン酸は、腸の運動力を高める物質です。

私たち日本人が「うまい」と感じるもの。その「うま味」とは、鰹節《かつおぶし》や昆布、干しシイタケなどでとられた「出汁」によるものです。この中でも昆布出汁に多く含まれているのが、グルタミン酸です。実はこのグルタミン酸は、うま味だけでなく、生体内で多くの作用をもたらすことがわかってきたのです。

味の素株式会社ライフサイエンス研究所の研究では、**胃の中にグルタミン酸があると、副交感神経の活動が促進される**ことが指摘されました。

さらに、消化管（小腸粘膜）はその活動エネルギー源のひとつとして、グルタミン酸

を大量に消費しています。つまり、**グルタミン酸の少ない食材ばかり食べていると、エネルギー不足で、腸の運動が停滞してしまいかねない**のです。うま味成分の多いもの、つまり日本人が従来食べていた出汁の利いた食事を多くとることは、消化管運動の亢進《こうしん》、つまり腸の健康には不可欠だといえます。

このグルタミン酸は、日本人の食生活に欠かせない**出汁や大豆製の食品**（納豆、豆腐、味噌、しょうゆなど）のみならず、地中海地域の食生活（81ページ）の基本食材である**トマトにも豊富に含まれています**。これらの食材を上手に活用して、グルタミン酸をしっかりとりたいものです。

POINT!

・グルタミン酸は昆布出汁に含まれている成分
・グルタミン酸には腸の活動を助ける作用がある
・昆布出汁や大豆製の食品、トマトなどに豊富

グルタミン酸が豊富な食品

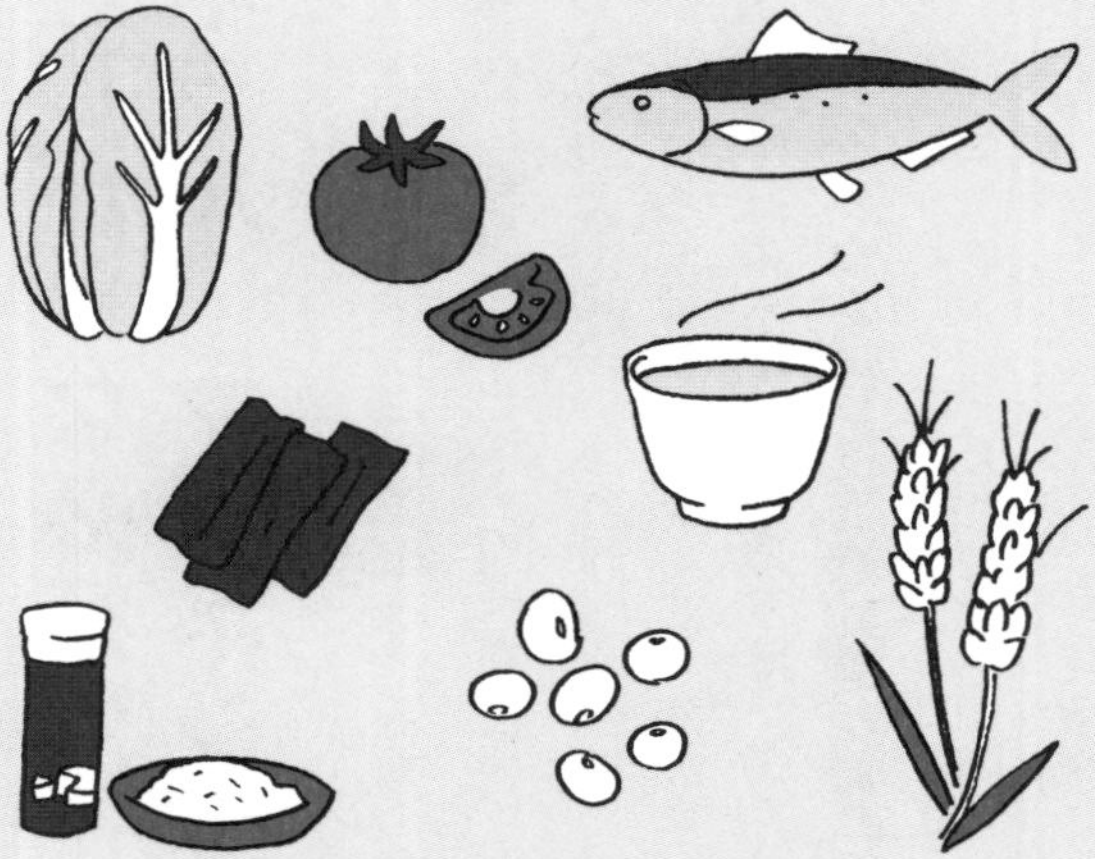

昆布、緑茶、パルメザンチーズ、イワシ、
白菜、トマト、小麦、大豆など

トマトは出汁がわりにもなる!?

トマトは野菜の中でもグルタミン酸が豊富で、和食とも相性が抜群! トマトおでんやトマトすき焼きなど、鍋料理に入れてもおいしい

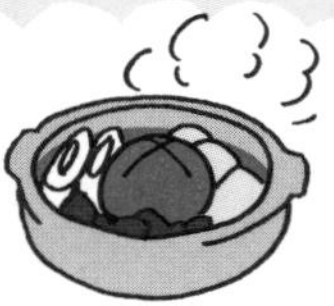

腸の運動力を高める食べ物②

不足しがちな必須ミネラル、マグネシウム

海藻や玄米、豆類などに含まれるマグネシウムには、「体温や血圧の調節」「筋肉の緊張の緩和」「細胞エネルギーの蓄積や産生の補助」などのはたらきがあり、生命の維持には欠かせないミネラルです。

大腸にとっても重要で、さまざまな刺激から**大腸の粘膜を守ったり、神経のはたらきを円滑にして腸のストレスを取り除いてくれる**役割を担っています。

また、**マグネシウムは排便促進効果があり**、酸化マグネシウムは便秘薬（軟便剤）としても使われています。マグネシウムには腸の内容物を軟化させる作用があるため、腸を刺激して排便を促すからです。こうして腸の運動力を高めてくれる物質です。

ちなみに2011年2月の厚生労働省研究班の報告では、マグネシウムを多く摂取

マグネシウムが多く含まれる食品（100g中）

ひじき（干）	620mg	あさり（生）	100mg
焼き海苔	300mg	納豆	100mg
きな粉（全粒大豆）	240mg	牡蠣	74mg
昆布（塩昆布）	190mg	カツオ	42mg
わかめ（生）	110mg	ほうれん草（茹）	40mg
玄米	110mg	干し柿	26mg
落花生	100mg	さつまいも	25mg

マグネシウムの便通作用をさらにアップ！

オリーブオイルとマグネシウムを多めに摂取すると、便通をよくする効果が

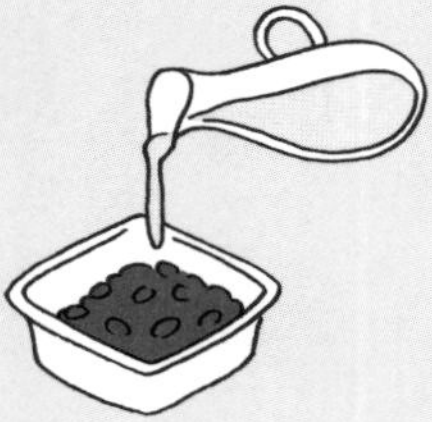

ほうれん草やひじきをオリーブオイルで炒める、納豆にオリーブオイルをたらすなど、「ちょっとプラス」を意識して

＊ただし、重度の便秘の場合は、食事だけで効果を期待するのは難しいので、専門医に相談のうえ、酸化マグネシウム薬剤でとるのが効果的です。また、腎臓の機能が低下している人は、マグネシウムのとりすぎには注意しましょう

する男性は大腸がんのリスクが有意に低いとされています（ただし、女性においては有意な関係が認められませんでした）。

このように人体にとってマグネシウムは必要不可欠な栄養素なのですが、体外に排出されやすいという弱点もあります。たとえば、**甘いものの食べすぎや発汗、ストレスなどによっても失われてしまう**のです。

食の欧米化によって、玄米や海藻などをあまりとらなくなり、マグネシウムの摂取量が減少していますが、毎日の食事の中で意識してとりたいものです。

POINT!

- マグネシウムは腸の粘膜を守る効果がある
- 便通を促進し、結果的に免疫力も高めてくれる
- 排出されやすいので、食事で意識的にとるとよい

腸の緊張をとく食べ物①

植物性乳酸菌は心のストレスも緩和

植物性乳酸菌の整腸作用は先述しましたが（106ページ）、**植物性乳酸菌には、精神的なストレスを緩和し、気分をスッキリさせるはたらきも期待できます。**

近年、腸と脳が相互に関係し合う「脳腸相関」が明らかになっています。ストレスを感じると便秘や下痢を引き起こすことはよくありますが、その逆で、**消化器の異常が脳に伝わって感情に変化を及ぼすこともある**と考えられています。

20〜60歳までの44名の女性の患者さんで、下剤を服用していて、不安や抑うつ症状に悩んでいる方たちにご協力いただき、カゴメ株式会社の研究所との共同研究で、ある調査を行いました。

まず、不安感情などをチェックする心理テストを行い、その後、植物性乳酸菌のひ

とつであるラブレ菌を含んだカプセルを4週間摂取してもらいました。

4週間後、再び心理テストを行い、被験者の便を培養して腸内細菌の状況を調べたところ、善玉菌の乳酸桿菌《かんきん》（乳酸菌の一種）が増加し、悪玉菌の減少が確認されました。自覚症状でも明らかな改善が見られ、下剤の利用回数や使用量も少なくなっていることがわかりました。

さらに心理テストの結果を見ると、不安や抑うつ症状の改善が見られたのです。つまり、**「心理的ストレス」による不安感情などをも取り除いてくれる効果が実証された**といえます。


POINT!

- 腸と脳が相互に関係し合うことが明らかに
- 腸が不調だと、精神的にも不調になることがある
- 植物性乳酸菌には心理的ストレスの緩和効果も期待できる

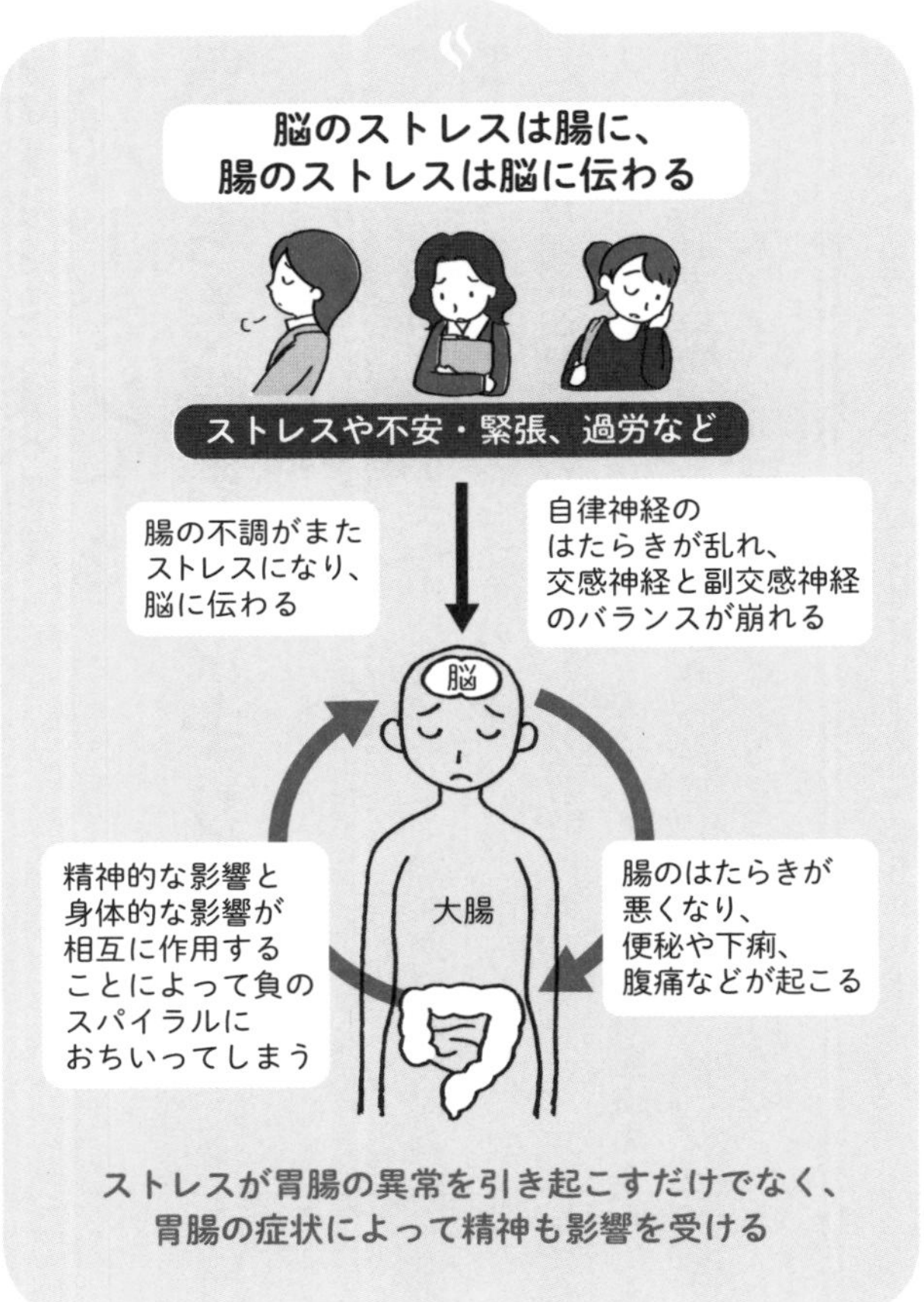
脳のストレスは腸に、
腸のストレスは脳に伝わる
ストレスや不安・緊張、過労など
自律神経の
はたらきが乱れ、
交感神経と副交感神経
のバランスが崩れる
腸の不調がまた
ストレスになり、
脳に伝わる
脳
大腸
精神的な影響と
身体的な影響が
相互に作用する
ことによって負の
スパイラルに
おちいってしまう
腸のはたらきが
悪くなり、
便秘や下痢、
腹痛などが起こる
ストレスが胃腸の異常を引き起こすだけでなく、
胃腸の症状によって精神も影響を受ける

腸の緊張をとく食べ物②

ペパーミントで気持ちも腸もスッキリ

「お腹にガスがたまっているような気がして、どうもスッキリしない」。そんな体験はないでしょうか。このガスの正体は、その約70％が口から飲み込んだ空気で、腸内で発酵したガスとまざり合ったものです。

こうしたガスがお腹にたまって苦しくなる原因のひとつに、ストレスが挙げられます。**緊張やストレスを感じると、**空気嚥下《えんげ》症といって、**無意識のうちに多量の空気を飲み込んでしまいます。**こうして飲み込んでしまった空気は、ゲップを我慢してうまく外に排出されないと、**腸に下りてガスとなってしまうのです。**

さらに、横行結腸にガスが大量にたまると胃を圧迫し、胃の内容物を停滞させるため、胃炎や逆流性食道炎を起こしてしまうこともあります。

いいことずくめのペパーミント

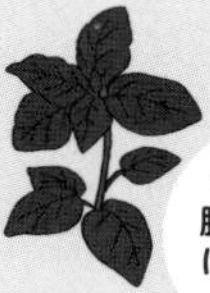

筋肉収縮の抑制作用
腸の緊張をゆるめ、ガスを排出させる

頭痛や腹痛にも効果がある

発汗作用
腸を温め、はたらきをよくする

殺菌・抗ウイルス作用や鎮静作用
不眠を解消する

ファイバー入りペパーミント・ティーのつくり方

材料

お湯　330ml
粉寒天　1g
ペパーミントのティーバッグ　1個
レモン汁　大さじ1～2
オリゴ糖　大さじ1

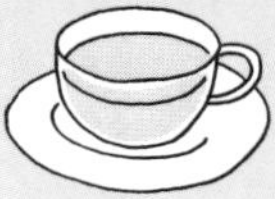

つくり方

❶ お湯300mlにペパーミントのティーバッグを入れて抽出する
❷ ❶にレモン汁、オリゴ糖を加える
❸ 残りのお湯30mlに粉寒天1gを溶かしてよくまぜ、❷に加えできあがり

朝と午後のティータイム、朝と寝る前など、1日2回とると食物繊維が1.6gとれる

このように大腸内にたまってしまったガスを体外に出すには、ペパーミントが有効です。その秘密は、**ペパーミントに含まれるメントールという物質が、腸管を動かしている筋肉である平滑《へいかつ》筋の緊張をゆるめる**ことにあります。腹痛やお腹の張りなど不快感の元になるのは、筋肉の過度な収縮です。その緊張を抑える効果があるので、心理的なストレスからも心身をリラックスさせてくれるのです。過敏性腸症候群（軽い便秘型）にも効果があるという研究報告もあります。

私がおすすめするのは、ペパーミント・ティーです。食物繊維豊富な寒天や腸内環境を改善するオリゴ糖などもプラスすると、さらに効果がアップします。

POINT!

- 緊張すると空気を飲み込みすぎて、お腹のガスに
- この「ガスだまり」に有効なのが、ペパーミント
- 腸の緊張をゆるめ、ガスを体外に出してくれる

腸の緊張をとく食べ物③

心理ストレスを減らしてくれるビタミンC

肌荒れやシミ・そばかすを防ぎ、美容効果が期待できる**ビタミンCは、ぜん動運動を促進する**など、大腸にとってもうれしい作用があります。さらに、**ストレスを取り除いてくれる効果も期待できます**。

私たちの心身はストレスを感じると交感神経のはたらきによってアドレナリンの分泌や血圧の上昇、血中糖分の増加を起こし、ストレスに立ち向かおうとします。このアドレナリンがつくられる際に、大量のビタミンCが必要になるのです。

一日に摂取すべきビタミンCの目安量は、男女ともに、大人は約100㎎とされています。ただし、激しい運動や紫外線を多く浴びたときなどは、酸化ストレスを取り除くために大量のビタミンCが消費されます。

ビタミンCは水に溶けやすく、とりすぎても体外に排出されるため、食べ物から少し多めにとるくらいがちょうどいいかもしれません。

ビタミンCは、左ページに示すように、野菜・果物に多く含まれていますが、食事からの摂取が難しい場合は、飲料水やサプリメントなどで手軽に補給できます。薬局でもビタミンC配合のサプリメントやアスコルビン酸（ビタミンC）の錠剤が市販されています。

ただし、サプリメントを多くとりすぎると、お腹をこわすことがありますのでご注意ください。

POINT!

- ビタミンCは腸のぜん動運動を促してくれる
- アドレナリンの生成を助け、ストレスにも効果が
- ビタミンCは食べ物から多めにとるのがおすすめ

こんなにあるビタミンCの効果

①便秘の改善	②老化やがんを予防する	③血管や筋肉、皮膚、骨などを丈夫にする
④貧血を予防する	⑤ストレスを緩和する	⑥シミ・そばかすを防ぐ

ビタミンCが豊富な食品

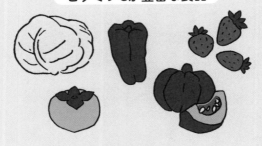

ブロッコリー、ピーマン、キャベツ、ゴーヤ、
カボチャ、イチゴ、柿、キウイなど

地中海式和食のススメ

近年は、旬を大切にし、肉類をあまりとらず、穀物、野菜、魚介類、大豆製品、発酵食品などから栄養をとる伝統的な和食が見直されています。

ただ、伝統的な和食は、脂質や動物性タンパク質が不足しやすいという欠点があります。一定量の脂質や動物性タンパク質をとらないと、血管がもろくなって、脳卒中（脳出血）を起こしやすくなります。さらに和食は塩分が多く、血圧が上がりやすいというデメリットもあります。

そこで提案するのが、「地中海式和食」です。**これは、伝統的な和食をベースに、EXVオリーブオイルなどの地中海地域の食生活を取り入れたものです。伝統的な和食では不足しがちな脂質をオリーブオイルで補います。**

地中海式和食のイメージ（試案）

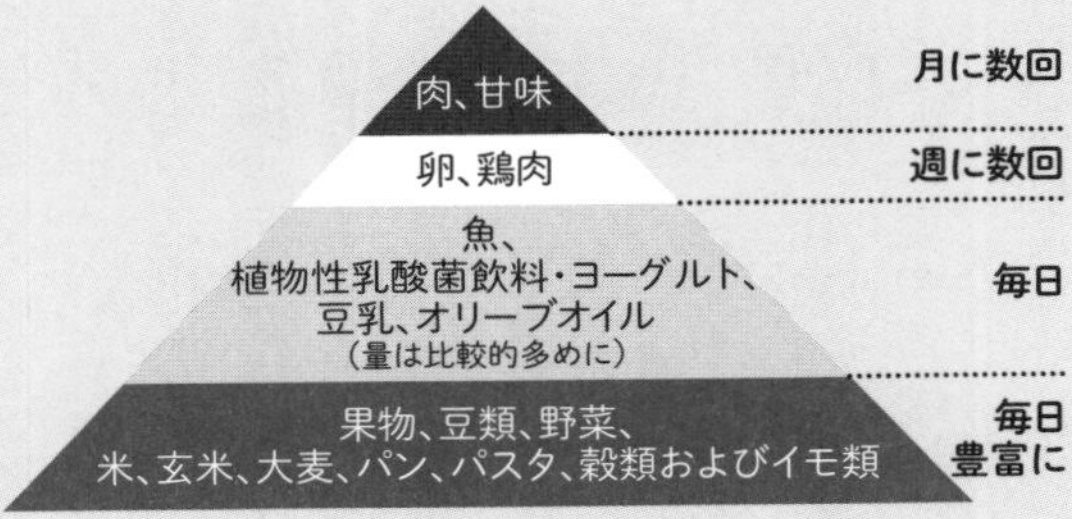

始めてみよう！　地中海式和食

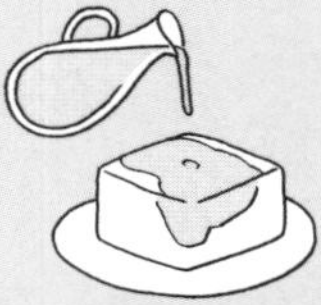

①さまざまな和食にEXVオリーブオイルをプラス

一汁三菜の和食をベースにして、砂糖はオリゴ糖を、油はEXVオリーブオイルを使う

②穀物はしっかり食べる

米はもちろん、パンやパスタでもOK。玄米は、腸が弱っている場合は避けるほうがよい。玄米と白米の中間のお米である「分づき米」やスーパー大麦（114ページ）をまぜたごはんがおすすめ

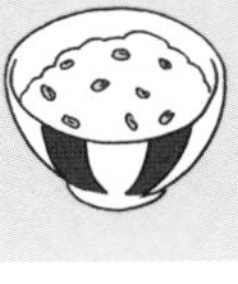

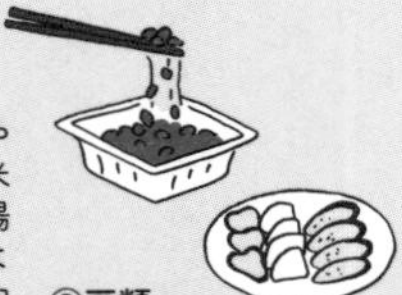

③豆類、野菜、発酵食品も毎日たっぷりと

豆類は豆腐や油揚げ、納豆などを利用すれば、豊富にとることができる。毎日味噌汁を飲んで発酵食品をとる習慣をつけるのもよい

驚きの組み合わせかもしれませんが、試しに冷や奴にしょうゆとオリーブオイルをかけてみてください。味がまろやかになり、おいしくなります。食物繊維たっぷりの干し柿をオリーブオイルにつけて食べると最強の便秘解消薬になります。

もともと和食と地中海食はいくつかの大きな共通点があります。まず、**穀物や豆・野菜から食物繊維を豊富にとっている**こと。もう一つの共通点は、**肉よりも魚を多く食べる**ことです。とくにどちらも青魚を食べる習慣があります。

和食と地中海食、この二つの料理のよいところを取り入れ、かつ日本人にもなじみやすく、おいしくて、腸の健康によい食事が「地中海式和食」なのです。

POINT!

- 穀物や野菜、魚介が中心の和食が見直されている
- 和食は脂質や動物性タンパク質が不足しやすい
- 地中海地域の食事と和食のミックスがおすすめ

地中海式和食はこんな食事

和食の中に、積極的にEXVオリーブオイルを取り入れるだけ。難しく考えず、気軽に始めてみましょう。

Let's try!

メニュー例 1

朝食

もち麦（スーパー大麦）ごはん　1杯
EXVオリーブオイル入り納豆
具だくさん味噌汁

昼食

おにぎり　1個
りんご　1個
玄米フレークかけ野菜サラダ
（EXVオリーブオイルとノンオイルのドレッシングをブレンド）

間食

オリーブ・ココア（96ページ）　1杯
バナナのオリーブオイルソテー

夕食

もち麦（スーパー大麦）ごはん　1杯
しらたきと野菜の炒め物
魚のオリーブオイルソテー
具だくさん味噌汁
漬物

Let's try!

メニュー例 2

朝食
雑穀パン
EXVオリーブオイル入り
具だくさんミネストローネ

昼食
オクラと納豆がけ温そば

間食
甘酒ココア（104ページ）　1杯
バナナのオリーブオイルソテー

夕食
サーモンユッケ丼
（ごはんはもち麦入り）　1杯
野菜サラダ
（オリーブオイル入り酢味噌を添える）
具だくさん味噌汁
漬物

4章

ちょっとの工夫で
腸の元気度が大きく変わる！

「腸を温める」生活習慣

運動&日常習慣で、腸を温め、元気にする

前章までは、大腸を温め、元気にする食べ物や食べ方についてご紹介してきました。しかし、**せっかく食事を改善して腸を温めても、毎日シャワーですませたり、ほとんど運動しない生活を送ったりしていたら、また腸は冷えてしまいます**。本章では、腸の健康を害する、食以外の習慣にスポットライトを当てていきます。

大腸に悪い生活習慣は、主に次の4つに分けられます。

①大腸を冷やす生活習慣

じつは冷たい飲み物などよりも腸に負担をかけるのが、屋外と室内の気温差による腸冷えです。服装など、生活面からも冷え対策が必要です。

②大腸の動きを停滞させる運動不足

オフィスワークなどでからだを動かす機会の少ない人は、腸の動きも停滞しがちです。運動量の少なさは、腸冷えにもつながります。

③大腸にストレスを与える生活習慣

大腸のはたらきは自律神経によってコントロールされています。ストレスを感じるようなことをしたり、ストレス状態を放置したりすると、大腸の調子もおかしくなってしまいます。

④大腸のリズムをくるわせる生活サイクル

人のからだには体内時計が備わっており、小腸の消化・吸収、大腸の排泄といったはたらきとも連動しています。大腸が活発にはたらく時間に食事を抜いたり、食事の時間が不規則だったり、いつも便意を我慢するような生活を続けていると、大腸の状態はどんどん悪化していきます。

運動が大腸がんのリスクを下げる！

世界がん研究基金と米国がん研究協会の共同研究で、大腸がんのリスクを上げる要因と、下げる要因が提示されました。

大腸がんのリスクを下げる最も確実な要因として示されたのは「身体活動」、つまり運動でした。 ちなみに大腸がんのリスクを上げる最も確実な要因は、赤身肉、加工肉、多量の飲酒（男性の場合）、腹部の肥満などが挙げられています。

私たちはつい、「これを食べればがんが防げる！」というような、目を引く情報にばかり意識が向いてしまいますが、それと同時に生活習慣の改善にも、地道に取り組んでいく必要があるのです。

POINT!

- 大腸を温めるには、生活習慣全般の見直しが必要
- 生活サイクルなどが腸に悪影響を及ぼすことも
- 適度な運動は大腸を温め、大腸がんの予防にも

体を温めて、腸を動かすウォーキング

からだを温め、大腸を動かす最適な運動は、有酸素運動であるウォーキングです。**運動による刺激で新陳代謝が活発になり、腸もよくはたらくようになります。**加齢や運動不足などで、腹筋や背筋などの筋力が衰えるのも、便秘の大きな原因ですが、ウォーキングは、これらの筋力の維持や増強に非常に役立ちます。

ウォーキングはまた、下半身のトレーニングにも最適です。腹筋や背筋だけでなく、下半身の筋力の衰えも、腸の冷えや血行不良につながってきます。下半身には、全身の筋肉の70%以上が集中しているからです。**下半身の筋肉を鍛えると、代謝が高まって血液循環がよくなり、冷えと血行不良を改善することができます。**

ウォーキングをすれば、すぐにからだが温まってきます。地面を蹴って前に進むと、

「第2の心臓」といわれる、ふくらはぎの筋肉の力で血液を全身にめぐらせることができるからです。下半身にとどまっていた血液も足の筋肉が伸縮することで、どんどん心臓に戻りはじめます。それによって、腸の改善だけでなく、血液循環の不良から起こる肩こりや手足のしびれなどの解消も期待できます。

ランニングのほうが、運動量は多くなりますが、**過度なトレーニングは筋肉に疲労がたまり、からだに負担がかかって逆効果になることも**。しかも、疲労がたまったまま運動を続けると正しい姿勢が保てず、腰や膝《ひざ》などを痛めやすくなってしまいます。まずは適度にからだを動かせるウォーキングから始めましょう。

腸を温めるウォーキング

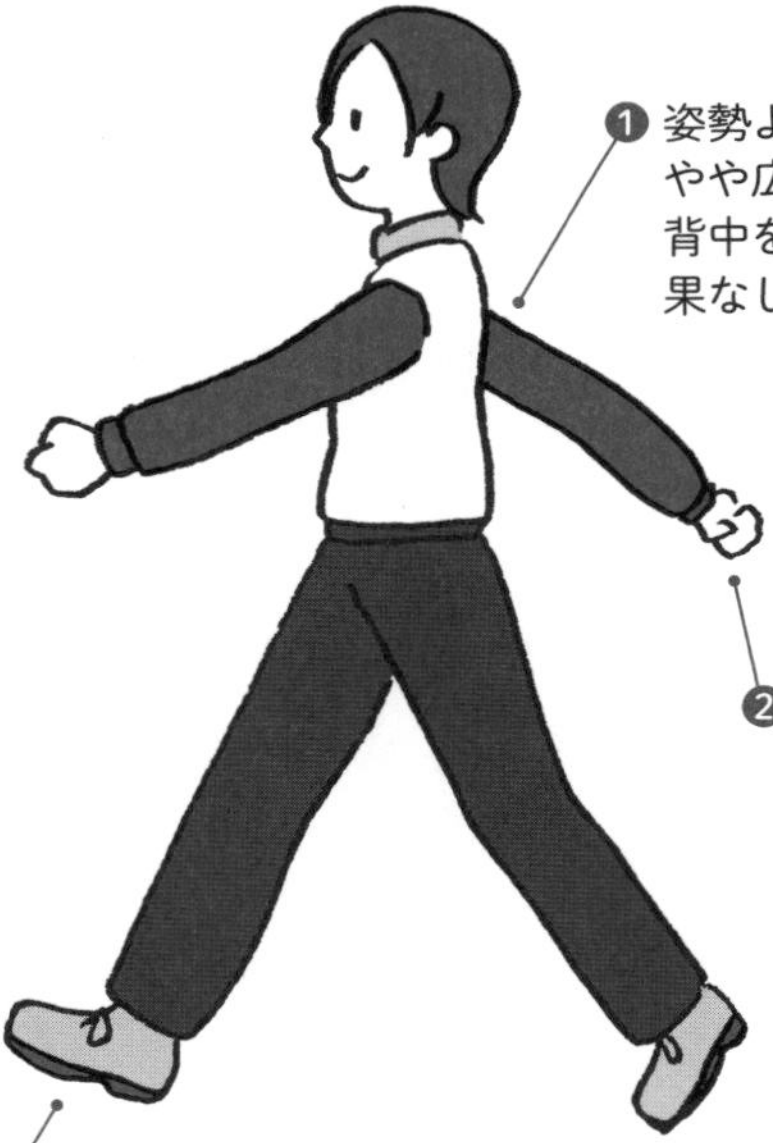
❶ 姿勢よく、歩幅をやや広くして歩く。背中を丸めたら効果なし
❷ 腕を大きく振る
❸ 少し呼吸が速くなる程度の速度できびきび30分ほど歩く。途中で適当に水分を補給して

週3回程度がおすすめ。通勤や買い物のとき、なるべく歩くようにする、エレベーターではなく階段を使うようにしてみましょう

腸の血流をよくして自律神経を整える半身浴

腸を温めるためには、入浴時は湯船にしっかりつかることが大事です。夏の暑い季節には湯船につからずシャワーですませる方もいるでしょう。しかし、シャワーでお湯を浴びるだけでは温め効果は期待できません。

おすすめなのがぬるめのお湯（38〜41度くらい）での半身浴です。**ぬるめのお湯は副交感神経をほどよく刺激し、心身のストレスを取り除く効果があります。**

便秘やお腹の張りは、副交感神経がうまくはたらかずに交感神経が優位になっているときに起こりがちです。血流をよくして自律神経のバランスを整えることは、腸を温めて、動かすには大変有効なのです。**じっくり温めると大腸への血流もよくなりますし、免疫力を高めることもできます。**

（腸にやさしい半身浴のやり方）

❶ 38～41度くらいのお湯を湯船に入れる。ぬるめくらいが最適。お湯の量は、みぞおちがつかる程度

❷ 20～30分ほど、汗が出るまでじっくりと湯船につかる（のぼせるほどは無理をしない）

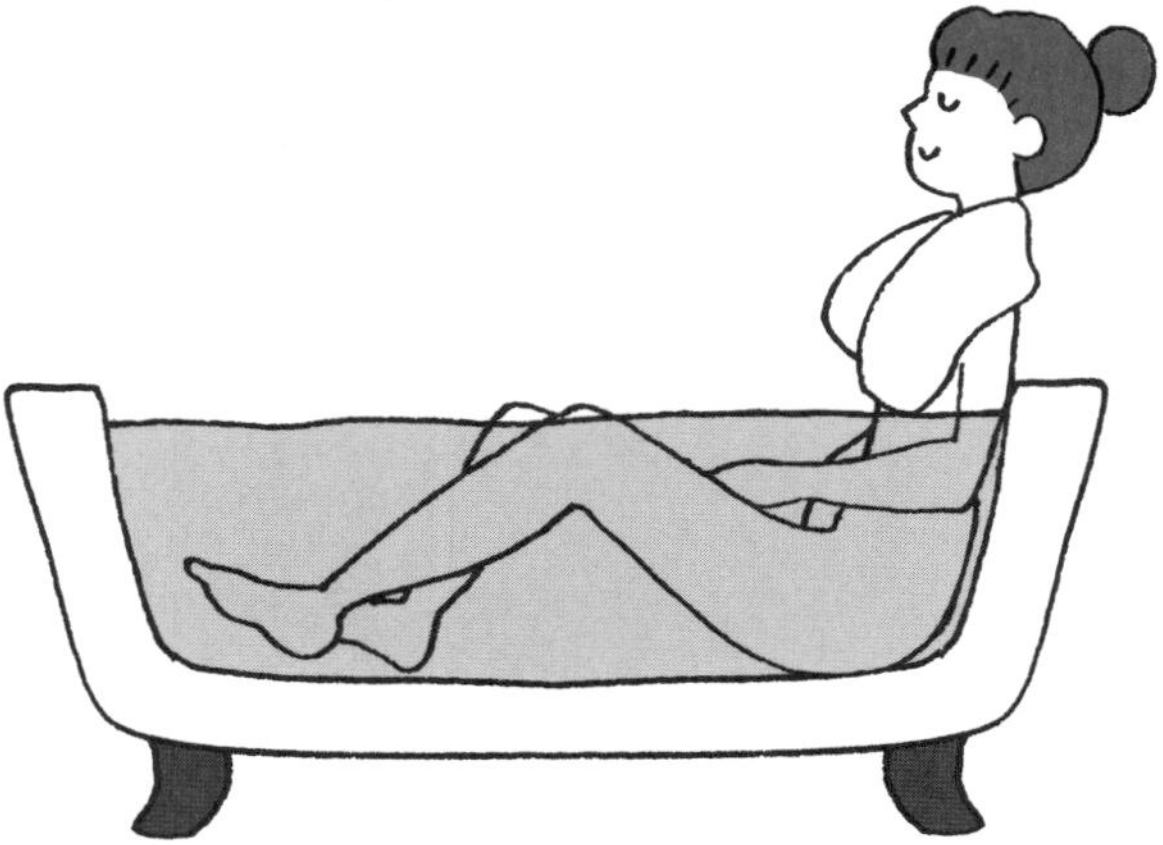

寒い冬などは、ときどきからだをずらして湯船に深くつかったり、浴用タオルを上半身にかけたりして冷やさないように

また、お腹を温めると、たまっていたお腹のガスが排出しやすくなるのは、誰もが一度は経験したことがあるはずです。入浴中にどんどんお腹のガスを出してしまうと、膨満感がとれて、夜寝るときもラクです。

さらに半身浴がいいのは、心肺機能に負担がかからないことです。半身浴をすると水圧が足の静脈をポンプのように押して血液を心臓に戻してくれます。しっかり肩までつかりたいという方もいらっしゃるかもしれませんが、全身浴の場合は水圧で皮膚や内臓、筋肉の血液がいっせいに心臓に戻るので、心臓が拡大して肺の容量が減り、心肺機能に負担をかけてしまうことがあります。

アロマバスが腸を癒してくれる

アロマテラピーとは、日本語で芳香療法といわれるように、さまざまなハーブの有効成分を抽出し、これをアロマオイル（香油）にして吸引したり、塗るなどしてからだの不調を改善する治療法です。日本では主に個人の楽しみとして普及していますが、本場ヨーロッパではニキビやアトピー性皮膚炎などの皮膚病のほか、不眠やパニック障害などといった病気の治療にも利用されています。

心地よい香りで嗅覚を刺激する**アロマテラピーには、副交感神経を優位にし、交感神経を鎮《しず》める作用もあります。そうなるとリラックスした気分になり、腸のはたらきもスムーズになるのです。**

アロマテラピーにはさまざまな楽しみ方がありますが、なかでも手軽にできて効果

的なのがアロマバスです。前項で述べたとおり、入浴には腸を温めて、動きをよくする効果がありますが、**お湯にアロマオイルをたらすと、**成分が肌から浸透して血液に入ったり、空気中に揮発した成分が呼吸器から脳や肺へ取り込まれたりして、**さらなるリラックス効果が期待できます。**半身浴をする時間がない方は、アロマオイルを入れたお湯で足湯をするのも手です。

なお、本物のアロマオイルは天然の植物の有効成分を濃縮したものなので、キャリアオイルなどで原液を薄めて使うようにします。キャリアオイルには、酸化や高温に強いオリーブオイルを使うことをおすすめします。

アロマバスのやり方

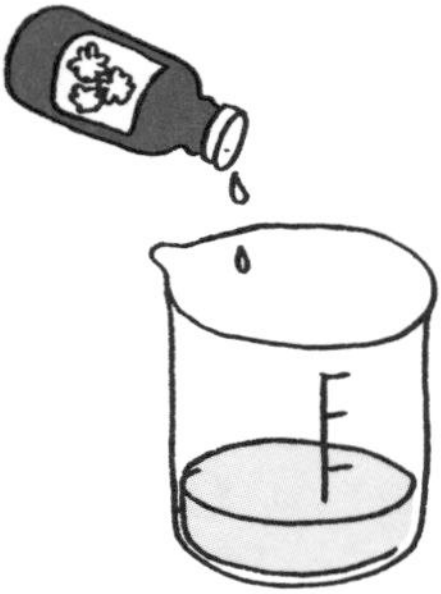

準備するもの

キャリアオイル
オリーブオイルのほか、ホホバオイルやローズヒップオイル、アーモンドオイルなどがある
お好みのアロマオイル
とくにリラックス効果の高いのは、ラベンダー、カモミール・ローマン、ゼラニウム、ネロリなど

半身浴の場合

❶オリーブオイルでアロマオイルを希釈する（1%程度の濃度）
❷前項を参考に、湯船にぬるめのお湯を入れ、❶を適量入れる

足湯の場合

❶両足が入る大きめの洗面器に44～46度程度の熱めのお湯を張り、そこにオリーブオイルで希釈したアロマオイルを適量入れる
❷くるぶしの上あたりまで足を入れ、からだ全体が温まるまでお湯につかる

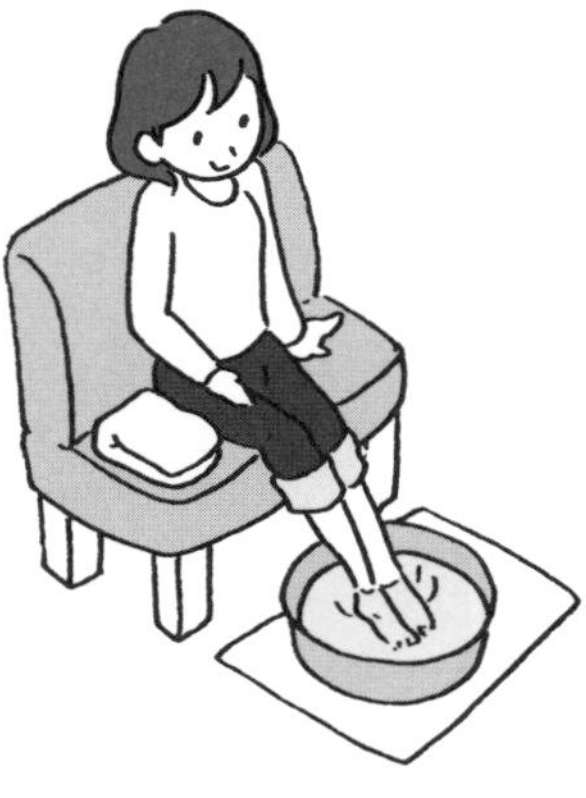

＊妊娠中の方は専門家にご相談ください
＊まれにアロマを吸入しすぎて一時的に気分が悪くなってしまうことがあるので換気にも注意してください

腸をゆるめて動かすストレッチ&呼吸

これまでにもお話ししたように、大腸はストレスに弱い器官です。**長く緊張を強いられると、交感神経が優位の状態が長く続いてしまい、大腸のはたらきが低下します**。そうすると便秘にもなりやすくなります。

緊張などしてストレスを感じたときや、お腹の調子が悪いなと感じたら、一日の終わりにゆっくり時間をかけてストレッチをしてみましょう。**こわばったからだをほぐして、緊張をといてあげると、からだも腸もリラックスすることができます**。

ストレッチの際は、腹式呼吸を組み合わせるのもおすすめです。現代人には、胸の上部のみを使った浅い呼吸の人が多いといわれています。からだの緊張をほぐし、リラックスするためには、まるで赤ちゃんがお昼寝をしているときのような、ゆったり

腸をリラックスさせるストレッチ

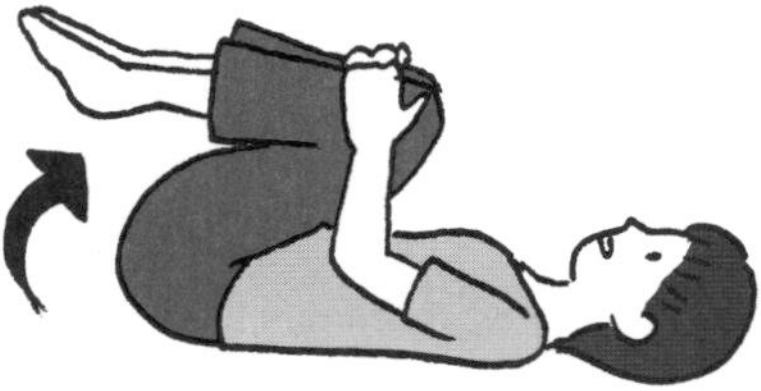

❶ 床に仰向けになって横たわる
❷ 腰を床につけたまま、両膝を手で胸のほうに引き寄せる
❸ あごを軽く引き、ゆっくりと深呼吸を5回する
❹ 手足を伸ばしてリラックス

腸をマッサージする腹式呼吸

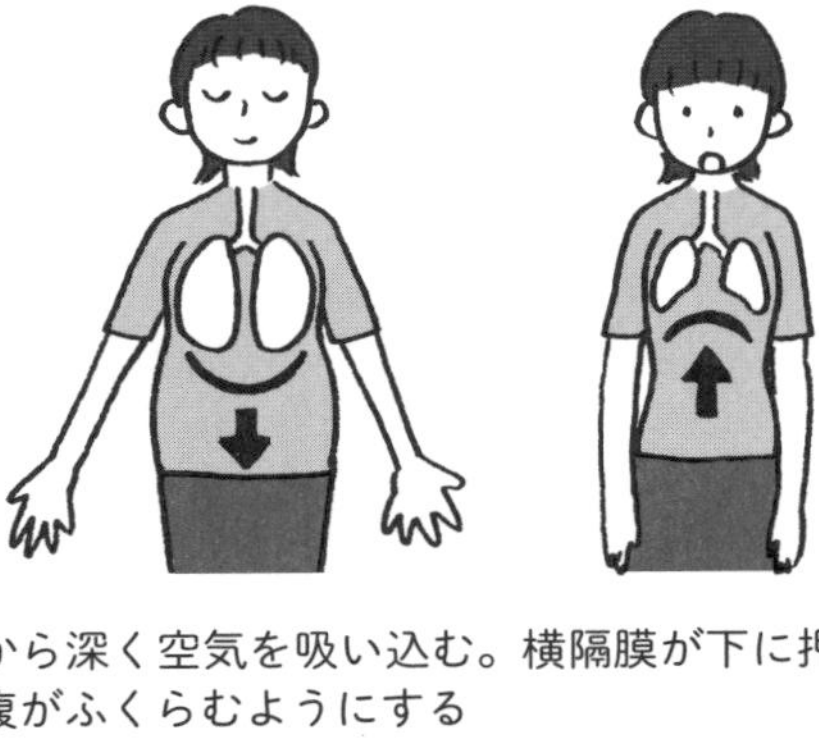

❶ 鼻から深く空気を吸い込む。横隔膜が下に押し出され、お腹がふくらむようにする
❷ 息を吐くときには横隔膜を背骨に引き寄せるようにお腹を薄くしていく
❸ 静かに❶と❷を繰り返す

した腹式呼吸がおすすめです。

腹式呼吸をすると、息を吸ったり吐いたりするたびに腹圧がかかり、内臓がマッサージされていくような心地よさを感じられると思います。

一日の終わりに、その日のストレスを解放するようなイメージでゆったりと腹式呼吸をしてみましょう。3分も続けると、自律神経のバランスが整い、腸もリラックス状態を取り戻してくれるはずです。

このドローインで、ストレスに強い腸になる

お腹が引き締まる！　と話題の〝ドローイン〟。元は腰痛のリハビリを目的とした理学療法でしたが、健康運動指導士の植森美緒先生らがダイエットに効くメソッドとして提唱しました。

ドローインの方法は簡単で、お腹をへこませて一定時間キープするだけ。いつでも場所を選ばず簡単にできるとあって、人気を集めているようです。

お腹のシェイプアップのための**ドローインは、背筋をしっかり伸ばした状態で、より大きくお腹をへこませるのが基本**です。お腹を大きくへこませると、お腹の前面の筋肉だけでなく、側面や背中側の筋肉も使われます。さらにお腹まわりの腹筋群や、背中側の脊柱起立筋《せきちゅう》や広背筋《こうはい》など、体幹を支えるさまざまな筋肉にはたらきかけ、筋

力アップとエネルギー消費を促進します。

それによって内臓脂肪を減らせるのはもちろん、胃腸の健康にも大きな効果があります。**ドローインによって、体幹部を鍛えることで、**お腹が引き締まるだけでなく、体幹筋（上半身と下半身をつなぐからだの中央に位置する筋肉群）による**内圧で内臓が正しい位置に収まるのです。**

さらに適度の刺激を受けるため、続けていくうちに胃腸の調子がよくなり、便秘や腰痛が解消したり、肩こりや冷え症が改善されたり、疲れにくくなったりと、さまざまな効果が期待できます。

ドローインのやり方

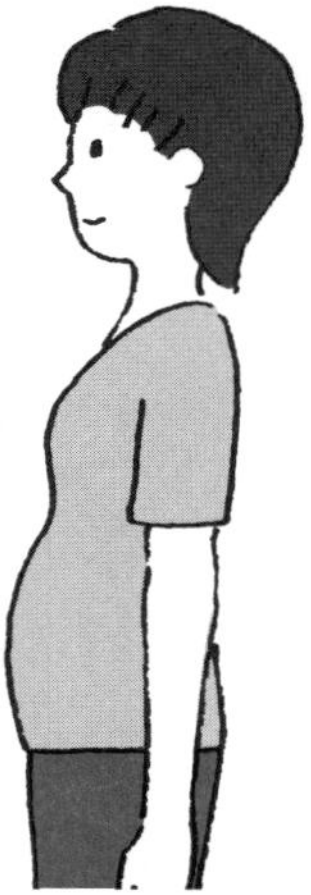

❶ 背筋をしっかりと伸ばす。
腰に疲れを感じやすい人は、
お尻の穴を締める

❷ お腹全体を大きくへこませる

❸ 約30秒間この状態をキープする。呼吸を止めない

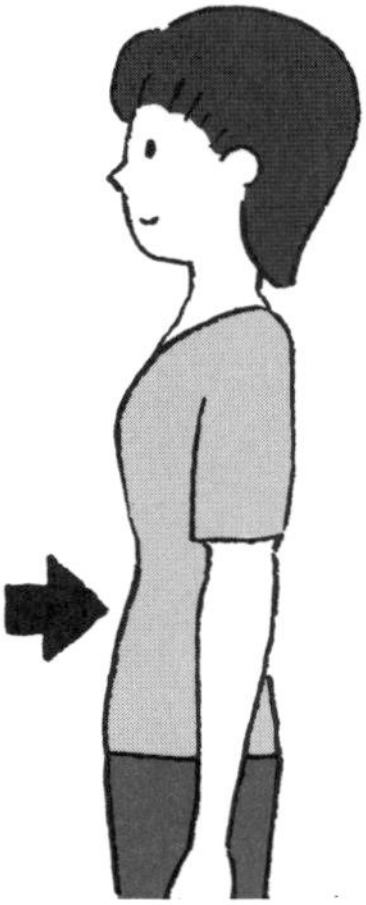

1日5セット程度が目安。通勤電車の中とか、歯磨きしているときなど、いつドローインを実行するか決めて、習慣化するとよい

腸もみマッサージ&呼吸でガスだまりを解消

ずっとお腹が張っているような、重苦しい感覚。これはストレスで空気を飲み込んでしまったり、腸内環境の悪化や不溶性食物繊維のとりすぎなどによってガスの発生量が増えたりして、お腹にたまっている状態です。

通常は、腸のはたらきがよくなるとお腹の張りも治まってくるものですが、これまで紹介してきたさまざまな方法を試しても、解消されない方もいます。それは、女性の多くは横行結腸（35ページ）が、下に垂れ下がっていることが多いためです（注腸《ちゅうちょう》レントゲン写真で多数の方を調べたところ、証明されている）。その**垂れ下がった部分にガスがたまり、抜けにくくなっている**のです。

そんな状態に有効なのが、腸もみマッサージです。大腸内視鏡検査は、カメラが大

腸もみマッサージのやり方

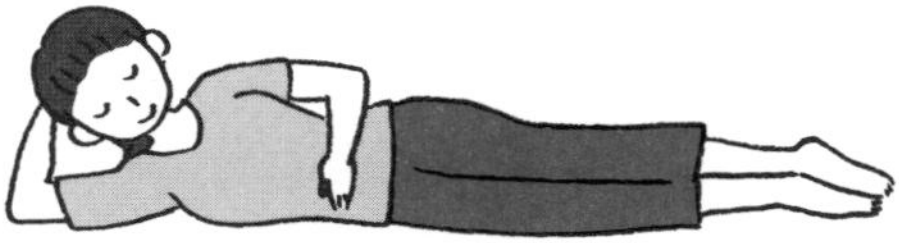

❶ 左半身を上にして横になり、右ひじを立てて頭を支え、リラックス

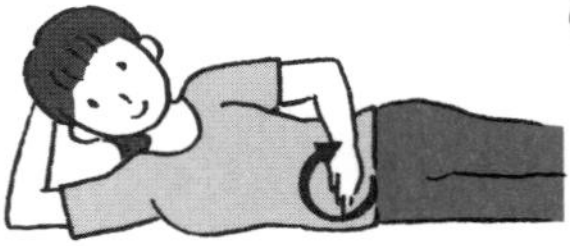

❷ 左の手のひらをおへその少し下に当て、時計回りに円を広げていくように、ゆっくりマッサージする。力は入れず、やさしくさするように

❸ ❷を5分程度繰り返す

お腹をやさしくなでることでリラックスし、腸のぜん動運動をコントロールする副交感神経が活発にはたらいてくれる

うつぶせ深呼吸のやり方

❶ 仰向けに寝る

❷ おへその上あたりを、手で右から左へ軽く押す（3分程度）

❸ 座布団を2つ折りにしてお腹の下に入れ、うつ伏せになる

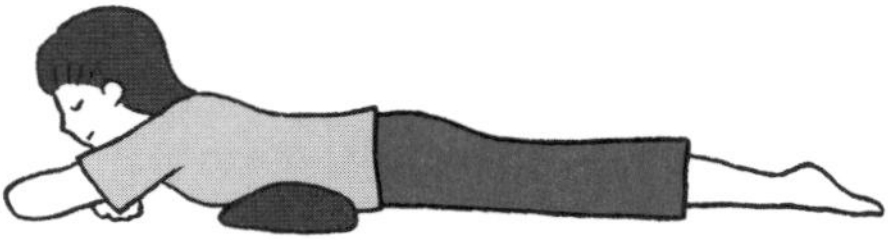

❹ お尻の力を抜いて大きくゆっくりと腹式呼吸（10～20回）

腸に入りやすいよう、大腸の中に空気を送り込んで行います。そのため、検査終了後には大腸内に空気が残ることがあります。このとき、空気を抜きやすくする処置はないものかと試しているうちに、**左半身を上にしてやると、右半身にたまったガスが左半身に向かい、滞留していたガスが流れやすくなる**ことがわかりました。腸もみマッサージは、それを日常生活に応用したものです。

もうひとつおすすめなのが、**うつぶせの姿勢での腹式呼吸**です。しっかり息を吸い込むと直腸を刺激することができます。便秘がなかなか解消されない方も、ぜひ試してみてください。毎日続けているうちに徐々に効果が表れてきます。

この正しい姿勢が腸の負担を軽くする

オフィスでのデスクワークでは、パソコン画面を注視するあまり、ついつい前屈みになっていたり、無意識のうちに足を組んでしまっている人もいるでしょう。また、自宅でも片手で頭を固定しながら横になってテレビを見たりしているのではないでしょうか。こうした**悪い姿勢が、からだのクセになって血行不良の原因になってしまうこともある**ので、注意が必要です。

とくに問題なのが猫背。猫背になると、からだが前屈みになります。そうするとお腹が圧迫されるため、腸に負担がかかり、はたらきが鈍ってしまいます。

姿勢の悪さというのは、なかなか気がつきにくいものです。自分は姿勢がいいほうだと思っていても、加齢や体調不良により、お腹をかばうようにして、だんだんと背

中が曲がってきているかもしれません。

悪い姿勢によってお腹を圧迫すると、腸だけでなく、胃の負担にもなりますから、食欲不振や胸やけ、さらには便秘にもつながりかねません。

そこで気をつけたいのが、普段の姿勢です。姿勢を正すだけでも、腸の調子がよくなっていくもの。左図を参照して、正しい姿勢を意識してください。

悪い姿勢だけでなく、オフィスで長い時間座りっぱなしなど、あまり**からだを動かさない場合も同様に、腸のはたらきが鈍ってしまいます**。定期的に軽いストレッチをするなど、からだを動かすようにしましょう。

正しい姿勢の5つのポイント

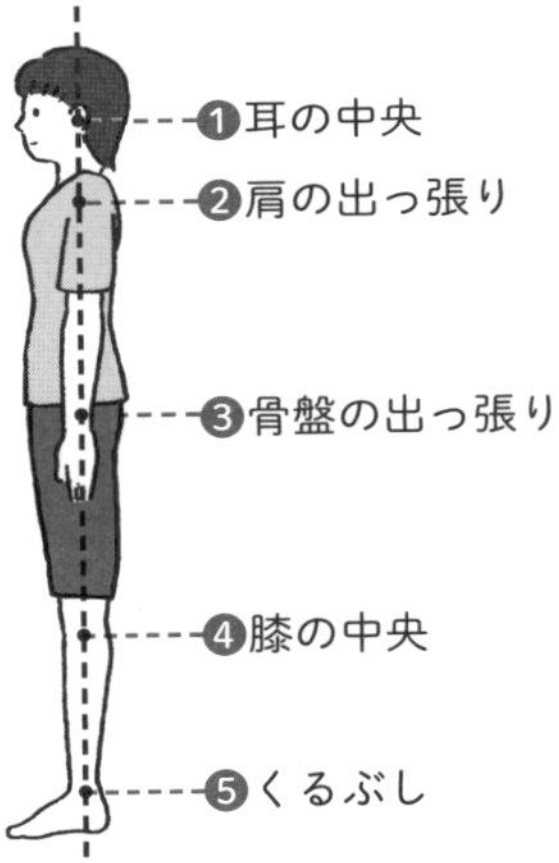

立ったときに、
❶〜❺のポイントが
一直線に並んでいる
かをチェック!

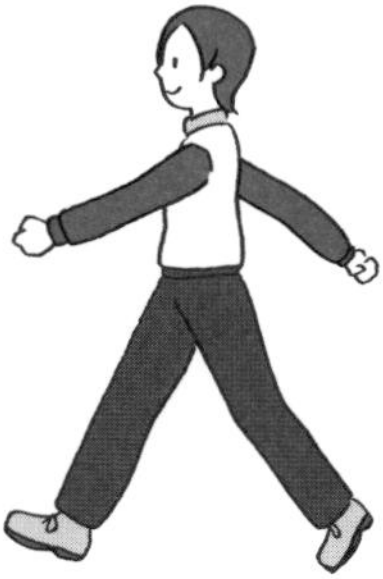

歩いているときは…
5つのポイントを意識
して、ピンと背筋を伸
ばすようにして歩く

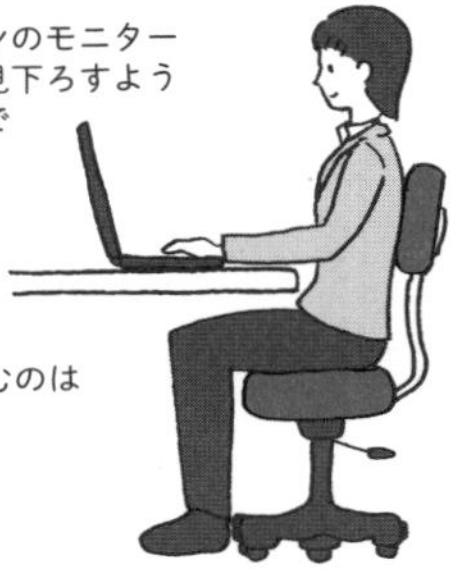

デスクワーク中
椅子に深く腰をかけ、背もたれにきちんと背中をつける。前のめりにならないよう、頭の頂点を真上から何かに引っ張られているイメージで

腸の疲れをとる、質のいい睡眠法

睡眠中は、体内でさまざまなホルモンが分泌され、からだのメンテナンスのためにはたらいてくれます。その代表といえるのが、深い眠りであるノンレム睡眠中に分泌される成長ホルモンです。このホルモンは、壊れたり古くなったりした細胞を修復・再生してくれます。逆に言えば、**睡眠不足や不眠が続くと、体内時計のリズムがくるって腸管運動にも影響し、便秘がちになることがあります。**なるべく良質な睡眠をとるようにしたいものです。

ポイントとなるのは、体温のコントロールです。人間は日中活動している間は体温が高く、夜になり体温が下がると眠くなるようにできています。この体温低下の幅が大きいほど眠気が強くなり、寝つきがよくなるとされています。そのため、**眠りに**

気持ちよく眠りにつくためにできること

食

夕食は3章で紹介したようなからだを芯から温めてくれるものを中心に。風呂上がりのビールなど、寝る前に冷たい飲み物をとるのはNG。ホットミルクやホット豆乳などがおすすめ

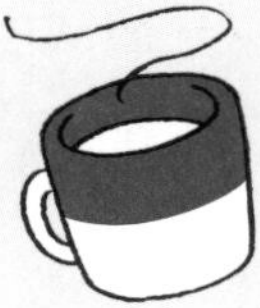

入浴

就寝1時間前に、38～41度のぬるめのお湯にじっくりつかる。入浴は体温を上げるだけでなく、からだを休息モードに切り替えてくれる

その他

テレビやパソコン、スマホの光は交感神経を刺激するので、就寝の1時間前には電源を落とす

運動

軽めのウォーキングやヨガ、ストレッチなど、あまりからだに負荷をかけない程度の運動を。激しい運動は逆効果

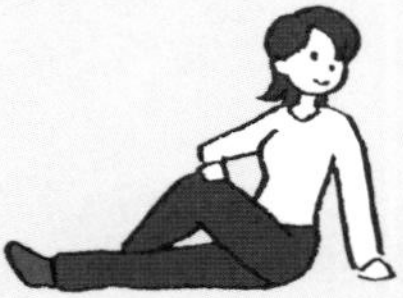

寝具

冷え症で足が冷たくて眠れない場合は、湯たんぽなどで足元を温めるか、足枕などをして足を高くして寝るとよい。むくみが取れ、血液の循環がよくなって、体温低下を防ぎやすくなる

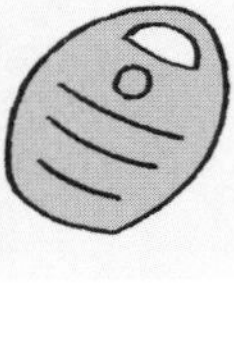

つく少し前にストレッチなどの軽めの運動、入浴などで体温を上げておくと、脳は体温を下げようと指令を出すため、深い睡眠に入りやすくなります。

体温を下げるためにはからだ中の血液を冷やす必要がありますが、この役割は手足が担っています。手足の表面に熱い血液が流れてきて、汗をかくことにより、気化熱で血液を冷やし、体温を下げるのです。

ちなみに冷え症の人は体温が高くても手足が冷たく、手足からの放熱ができないため体温を下げにくいという問題があります。そこで夏でも手袋や靴下で手足の血液循環をよくして、放熱を促すと体温が下がりやすくなります。

腸のリズムを整える朝・昼・夕食のとり方

大腸が正常にはたらくためには、大腸のリズムに沿って生活することが必要となります。

大腸が一番活発に動くのは朝です。繰り返しになりますが、**朝食はしっかり食べたいところです**。前述したとおり、ぜん動運動（大ぜん動）が最も活発に起こる時間帯である朝に食事を抜いてしまうと、大腸が正常にはたらかないからです。

また、朝食を抜くと、前日の夕食から昼食までに間があいてしまいます。その結果、一日2食となり、必要な食物繊維摂取量が足りなくなるのです。

そして、せっかく朝食を食べて便意が起こっても、トイレに行く時間がなくては意味がありません。出勤前に余裕がなく緊張を感じていると、交感神経が優位になり、

大腸の活動を抑えてしまいます。**朝、リラックスして排泄できると、一日のリズムが整い、大腸の調子もよくなります**。

排泄をすませて午前中、仕事や家事を開始すると、交感神経が優位になり、大腸の動きはお休みモードになります。

では、昼食を抜いてもかまわないのかというと、これも大腸の健康を考えればそうとはいえません。昼休みは、じつは脳をクールダウンさせる重要な役割を担っているのです。

午前中に仕事をして、脳を興奮した状態のままにしてクールダウンさせないと、交感神経の緊張が午後まで持続することになります。すると血圧や心拍数も上昇したままになり、胃腸のはたらきが低下してしまうからです。

また、昼食後30分以降は大腸の動きがとくに鈍くなりますが、ここでドローイン（175ページ）などをして、大腸の動きを活発にしておくと、全体的なぜん動運動の量を増やすことができ、調子がよくなります。

夜遅く食べると、お腹の掃除ができない！

夕食は就寝3時間前までにすませることがベストです。

夜間などの空腹時には十二指腸からモチリンというホルモンが出て、腸に収縮運動を起こし、胃腸内をきれいに掃除してくれます。そうやって便を直腸・S状結腸のほうへ向かわせておいて翌朝を迎え、朝食をとって胃を刺激し、便通を促す……というのが、腸にとって理想的なサイクルです。

しかし、モチリンは胃の中がカラにならないと分泌されません。食べ物を摂取してから消化するまでは、約3時間かかるので、**モチリンが正常に分泌されるためには、寝る3時間前には夕食をすませておく必要がある**のです。

POINT!

- 朝は腸が一番活発な時間帯。朝食はしっかりと
- 昼食後は腸の動きが鈍くなるので、動かす工夫を
- 夕食は寝る3時間前までにすませるのがベスト

青春新書
INTELLIGENCE

こころ涌き立つ「知」の冒険

いまを生きる

〝青春新書〟は昭和三一年に——若い日に常にあなたの心の友として、その糧となり実になる多様な知恵が、生きる指標として勇気と力になり、すぐに役立つ——をモットーに創刊された。

そして昭和三八年、新しい時代の気運の中で、新書〝プレイブックス〟にその役目のバトンを渡した。「人生を自由自在に活動《プレイ》する」のキャッチコピーのもと——すべてのうっ積を吹きとばし、自由闊達な活動力を培養し、勇気と自信を生み出す最も楽しいシリーズ——となった。

いまや、私たちはバブル経済崩壊後の混沌とした価値観のただ中にいる。その価値観は常に未曾有の変貌を見せ、社会は少子高齢化し、地球規模の環境問題等は解決の兆しを見せない。私たちはあらゆる不安と懐疑に対峙している。

本シリーズ〝青春新書インテリジェンス〟はまさに、この時代の欲求によってプレイブックスから分化・刊行された。それは即ち、「心の中に自らの青春の輝きを失わない旺盛な知力、活力への欲求」に他ならない。応えるべきキャッチコピーは「こころ涌き立つ〝知〟の冒険」である。

予測のつかない時代にあって、一人ひとりの足元を照らし出すシリーズでありたいと願う。青春出版社は本年創業五〇周年を迎えた。これはひとえに長年に亘る多くの読者の熱いご支持の賜物である。社員一同深く感謝し、より一層世の中に希望と勇気の明るい光を放つ書籍を出版すべく、鋭意志すものである。

平成一七年

刊行者　小澤源太郎

著者紹介
松生恒夫〈まついけ つねお〉
1955年東京生まれ。松生クリニック院長。医学博士。東京慈恵会医科大学卒業。同大学第三病院内科助手、松島病院大腸肛門病センター診療部長などを経て、2004年、東京都立川市に松生クリニックを開業。現在までに5万件以上の大腸内視鏡検査を行ってきた第一人者で、地中海式食生活、漢方療法、音楽療法などを診療に取り入れ、治療効果を上げている。
おもな著書に『「腸ストレス」を取り去る習慣』『「腸の老化」を止める食事術』『「炭水化物」を抜くと腸はダメになる』(いずれも小社刊)、『「排便力」をつけて便秘を治す本』(光文社)、『老けないカラダをつくる 腸革命! スーパー和食』(主婦の友社)などがある。

図解《ずかい》ハンディ版《ばん》
腸《ちょう》を温《あたた》める食《た》べ物《もの》・食《た》べ方《かた》

青春新書 INTELLIGENCE

2020年2月15日　第1刷

著者　松《まつ》生《いけ》恒《つね》夫《お》

発行者　小澤源太郎

責任編集　株式会社プライム涌光
電話　編集部　03(3203)2850

発行所　東京都新宿区若松町12番1号 〒162-0056　株式会社青春出版社
電話　営業部　03(3207)1916　振替番号　00190-7-98602

印刷・大日本印刷　製本・ナショナル製本

ISBN978-4-413-04591-9

腸を温める食べ物・食べ方

図解ハンディ版

松生恒夫

青春新書
INTELLIGENCE